Bioenergetik easy

Bioenergetik *easy*

Von Aljoscha A. Schwarz und Ronald P. Schweppe

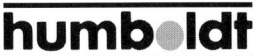

Gesundheit

humboldt-Paperback 964

Die Autoren:
Aljoscha A. Schwarz, Diplompsychologe und Heilpraktiker, und Ronald P. Schweppe, Musikpädagoge und Konzertmusiker, beschäftigen sich theoretisch und praktisch mit Körpertherapien und Bewegung im allgemeinen.
Beide Autoren haben Ausbildungen in Meditations- und Entspannungstechniken bei namhaften asiatischen Meistern absolviert, geben Kurse und Seminare und komponieren eigene Entspannungsmusik.
Bei humboldt erschienen bisher in der Reihe *easy* von denselben Autoren: »Yoga *easy*« (ht 955), »T'ai Chi *easy*« (ht 956), »Qi Gong *easy*« (ht 957), »Shiatsu *easy*« (ht 961), »Feldenkrais *easy*« (ht 962) und »Wyda *easy*« (ht 963).

Umwelthinweis: gedruckt auf chlorfrei gebleichtem Papier

Hinweis für den Leser:
Alle Angaben in diesem Buch wurden sorgfältig geprüft und entsprechen dem aktuellen Stand von Wissenschaft und Forschung. Dennoch kann für diese Angaben vom Verlag keine Gewähr übernommen werden.

Umschlaggestaltung: Wolf Brannasky, München
Umschlagfoto und Fotos im Innenteil: Photo Design Wolfgang Pfau, Baldham bei München

© 1995 by Humboldt-Taschenbuchverlag Jacobi KG, München
Druck: Wartelsteiner, Garching
Printed in Germany

ISBN 3-581-66964-1

1 · 95

Inhalt

Einführung	7
Bioenergetik – die Verbindung von Körperarbeit und Therapie	8
Bioenergetik *easy* – ein leichter Weg zu mehr Energie	9
Allgemeine Grundlagen	10
Bioenergetik – was ist das?	10
Woher kommt Bioenergetik?	10
Welches Ziel hat Bioenergetik?	10
Die Prinzipien der Bioenergetik	11
Bioenergetik für die Gesundheit	12
Die bioenergetische Praxis	13
Im Mittelpunkt: der Körper	13
Den Kontakt nach außen und innen herstellen	14
Vibration – die Befreiung der Lebensenergie	14
Befreiung des Atems	15
Emotion und Ausdruck	16
Die Wiederentdeckung der Sexualität	17
Bioenergetik *easy*	18
Bioenergetik *easy*-Übungen	19
Bevor Sie beginnen … Wichtige Tips für Anfänger	19
Aufwärm- und Lockerungsübungen	20
Sich durchschütteln	20
Beinschütteln	22
Armschwingen	23
Wippen	25
Indianertanz	27
Körperübungen – Kontakt, Vibration und Dehnung	28
Grundstellung – Zu sich stehen	28
Fußkreisen	30
Fußdehnung	31
Die Kniebeuge	32
Die Hocke	33
Fersensitz	34
Schenkeldehnung	36

Vibrationsübung im Liegen 38
Vibrationsübung auf einem Bein 40
Bogen 41
Beugeübung 42
Armkreisen 44
Schulterkreisen 46
Nackendehnung 48
Handdehnung 50
Entspannungsübungen 52
Das schlafende Kind 52
Gruß an die Erde 54
Die Knie umarmen 55
Rückenrollen 57
Sich »hängen lassen« und aufrichten 58
Schneidersitz 60
Atemübungen 62
Bauchatmung 62
Obere Atmung 63
Atemwelle 64
Stimmübungen 65
Übungen für die Sexualität 67
Beckenkreisen stehend 67
Beckenwiegen und -kippen 68
Muskelübung Sexualität 70
Oberschenkel dehnen 72
Sich hingeben 73
Brücke 74
Übungen zur Befreiung der Emotionen 75
Gefühle mit dem Gesicht ausdrücken 76
Fußtritt 80
Boxen 80
Ellbogenstoßen 82
Wut ausdrücken 84
Toben und Treten 86
Die Welt umarmen 87
Tips für Übungsprogramme 89

Bioenergetik *easy* im Alltag 90

Sich im Alltag spüren 90
Achtsamkeit und Bewußtheit 90
Haltung bewahren 91
Aufwachen und Einschlafen 92
Streß abbauen 93
»Sinnlich« leben 94
Literatur 95
Bioenergetik *easy* – Überblick
(zum Ausklappen oder zum Heraustrennen)

Einführung

Der Streß und die Hektik unserer Tage haben trotz all ihrer negativen Auswirkungen auf den Menschen auch eine durchaus positive Reaktion bewirkt. Indem der heutige Mensch an die Grenzen seiner Belastbarkeit gestoßen ist, sucht er nunmehr nach Möglichkeiten, wieder zu einem entspannteren und streßfreieren Leben zu finden. Durch diese Suche nach der verlorengegangenen inneren Harmonie sind in letzter Zeit einige Methoden populär geworden, die allesamt darauf abzielen, die Ganzheit des Menschen wiederherzustellen und den Kontakt zu den eigenen, verdrängten Bedürfnissen zu ermöglichen.

Die Bioenergetik ist eine dieser Methoden. Bioenergetik ist vor allem den Bedürfnissen des heutigen westlichen Menschen angepaßt. In der Bioenergetik findet der Mensch endlich Möglichkeiten, sich selbst über seinen Körper zu entdecken, sich von Streß zu befreien und zu einer neuen Lebensqualität zu finden. Auf dem Weg zu dieser neuen Lebensqualität, die mit der Entdeckung der Lebenslust, dem Auflösen von einengenden Verhaltensmustern und der Befreiung und Entfaltung der Persönlichkeit einhergeht, fällt es ihm zunehmend leichter, sich von der bisherigen, einseitigen Orientierung an geltenden Werten wie Leistung und Macht zu verabschieden.

Im Grunde seines Herzens ist kein Mensch dazu bereit, sich auf eine effektive, leistungskräftige »Maschine« reduzieren zu lassen, die ihren Wert in dem Moment verliert, da ihr reibungsloses Funktionieren aus irgendwelchen Gründen in Frage gestellt ist. Damit der Mensch ein Leben führen kann, das ihm angemessen und, das heißt im wahrsten Sinne des Wortes, menschlich ist, muß er wieder lernen, sich ernst zu nehmen und sein gesamtes menschliches Potential freizulegen. Gerade bei diesem Prozeß bedarf er jedoch der Hilfe, die ihm von den verschiedensten Seiten her zuteil werden kann.

Eine Möglichkeit ist die Bioenergetik, mit der wir Sie in diesem Buch vertraut machen wollen. Der besondere Wert dieser Methode wird deutlich, wenn man sieht, wie umfassend sie alle Bereiche der Persönlichkeit miteinbezieht, wodurch sich die positiven Veränderungen erklären, die oft innerhalb kürzester Zeit eintreten können.

Bioenergetik – die Verbindung von Körperarbeit und Therapie

In der Bioenergetik wird dem Menschen auf zweierlei Weise Hilfe angeboten: Auf der einen Seite arbeitet sie mit Körperübungen, auf der anderen ist sie aber auch eine Form der Psychotherapie. So verwundert es nicht, wenn die Bioenergetik einen festen Platz innerhalb der modernen, körperorientierten Therapien eingenommen hat und viele Menschen mit psychischen Problemen inzwischen die befreiende, erlösende Wirkung der Bioenergetik erfahren konnten.

Aber nicht nur seelische, sondern auch gesundheitliche Probleme können durch die Bioenergetik gelöst werden; dies gilt insbesondere für alle psychosomatischen Erkrankungen, also für Krankheiten, bei deren Entstehung die psychische Verfassung eine wesentliche Rolle spielt.

Obwohl die Bioenergetik eine Methode ist, von der jeder Mensch profitieren kann, darf man dennoch nicht vergessen, daß es sich bei der klassischen Bioenergetik letztlich doch um eine Therapie handelt, die einen erfahrenen Therapeuten erfordert. Um die Bioenergetik einem größeren Publikum zugänglich und nutzbar zu machen, ist es daher notwendig, die Konzentration auf jene Aspekte zu lenken, die ohne Gefahr von jedermann/jederfrau praktizierbar sind, die also keinen Therapeuten erfordern und die dennoch wirksam sind. Als Konsequenz entstand Bioenergetik *easy*, eine einfache Methode, die die Erkenntnisse der Bioenergetik sofort in die Praxis umsetzt.

Bioenergetik *easy* –
ein leichter Weg zu mehr Energie

Für Bioenergetik *easy* haben wir einige Übungen für Sie ausgesucht, die gut dazu geeignet sind, Verspannungen zu lösen, Streß abzubauen und die Lebensenergie anzuregen. Dabei haben wir größten Wert darauf gelegt, daß die Übungen unabhängig von Alter und Fitneß für jeden ausführbar sind. Auch haben wir jene Techniken ausgeklammert, die bei psychisch vorbelasteten Menschen zu dramatischen Reaktionen führen könnten, mit denen nur ein geschulter Therapeut umgehen kann. Bioenergetik *easy* ist somit keine Therapie, sondern ein Übungsweg, der Ihre Lebensenergie steigern und Ihre Lebensfreude wecken wird.

Bioenergetik *easy* ist aber keinesfalls mit Gymnastik zu verwechseln, denn obwohl sie auch mit äußeren Bewegungen arbeitet, geht es doch immer um die innere Einstellung und die innere Beteiligung beim Üben. Es geht also nicht darum, schweißtreibende Techniken auszuführen, als vielmehr darum, den Kontakt zum eigenen Körper und den eigenen Gefühlen wiederherzustellen, was zu mehr Lebendigkeit, Gelassenheit und Zufriedenheit führt.

> Bioenergetik *easy* ist ein einfacher Weg zu mehr Lebensenergie und Lebensfreude.

Allgemeine Grundlagen

Bioenergetik – was ist das?

Die Bioenergetik ist eine moderne, westliche Methode, die die ganzheitliche Entwicklung der Persönlichkeit – also die Entwicklung von Körper, Seele und Geist – fördert. Dabei stehen verschiedene Körper-, Atem- und Ausdrucksübungen im Mittelpunkt, die darauf abzielen, den Menschen von seinen körperlichen und psychischen Blockaden zu befreien. Insofern kann man die Bioenergetik auch als eine Entspannungsmethode ansehen.

Darüber hinaus ist die Bioenergetik aber auch eine moderne Therapieform, die dazu geeignet ist, Menschen mit psychischen Belastungen zu behandeln, wobei dies immer die Hilfe eines professionellen Therapeuten erfordert. Bioenergetik *easy* beschäftigt sich nicht mit den therapeutischen Aspekten, sondern konzentriert sich auf die praktischen Übungen, die für die Förderung von Gesundheit und Wohlbefinden eine besondere Rolle spielen.

> Bioenergetik ist ein Übungsweg, der die »Entspannung« von Körper und Seele bewirkt.

Woher kommt Bioenergetik?

Die Bioenergetik wurde in den fünfziger Jahren von dem amerikanischen Arzt und Psychotherapeuten Alexander Lowen entwickelt. Lowen war zwölf Jahre lang Schüler von Wilhelm Reich. Er arbeitete als Psychiater und gründete 1956 das »Institute for Bioenergetic Analysis«.

Inzwischen hat seine Methode weite Verbreitung gefunden und wird von Therapeuten und Kursleitern sowohl in Einzelsitzungen als auch in Gruppen, etwa bei Seminaren und Volkshochschulkursen, weitergegeben.

Welches Ziel hat Bioenergetik?

Bei der Bioenergetik geht es darum, den Menschen von seinen psychischen und physischen Fesseln zu befreien. Die Bioenergetik geht davon aus, daß jede Erfahrung, die der Mensch macht, sich auch im Körper manifestiert. Durch negative Erlebnisse und Konditionierungen, Enttäuschungen und Verletzungen entstehen chronische muskuläre Verspannungen, die den Menschen »einschnüren« und seine Entfaltung behindern.

Die Bioenergetik löst Blockaden in Form von Verkrampfungen und inneren Anspannungen. Ähnlich wie bei östlichen Methoden, zum Beispiel T'ai Chi oder Shiatsu, wird die Lebensenergie durch bioenergetische Übungen angeregt, und Blockaden werden gelöst. Durch diese Lösung kann der Mensch wieder angemessener und natürlicher auf die Lebenssituationen reagieren, mit denen er jeweils konfrontiert ist.

Durch das Lösen körperlich-seelischer Blockaden wird die Harmonie im Menschen wiederhergestellt.

Die Prinzipien der Bioenergetik

Die Bioenergetik geht davon aus, daß Körper, Seele und Geist eine untrennbare Einheit bilden, so daß jede Veränderung auf einer dieser drei Ebenen auch eine Veränderung in den jeweils anderen zur Folge hat. Daraus folgt auch, daß die geistig-seelische Situation eines Menschen sich im Körper spiegelt. Sicher wissen Sie, daß ein selbstbewußter, positiver Mensch eine andere Körperhaltung einnimmt als ein schüchterner, negativ eingestellter.

Eine Störung des Selbstwertgefühls wird sich beispielsweise in einer Körperhaltung spiegeln, bei der die Schultern hochgezogen sind, die Brust eingefallen ist und der Kopf gesenkt wird. Der enge Zusammenhang zwischen körperlichem und seelischem Befinden als auch den Gedanken hat den Vorteil, daß wir verschiedene Ansatzpunkte haben, um positive Veränderungen zu bewirken.

Gelingt es uns beispielsweise, positive Gedanken zu erzeugen, so wird sich dies auch positiv auf unseren Körper und unsere Gefühle auswirken. Gelingt es uns, emotionale Konflikte zu lösen, so verändert dies unsere Gedanken, und auch unser Körper wird davon profitieren. Befreien wir den Körper von langjährigen Verspannungen, wie es durch die Bioenergetik geschieht, so werden auch unsere Gedanken und Gefühle wieder ins Fließen kommen, und unser Lebensgefühl gewinnt eine vollkommen neue Qualität.

All das liegt letztlich in unseren Händen, denn die Bioenergetik betont, daß jeder Mensch dazu in der Lage ist, sein Leben weitgehend selbst zu gestalten. Gelingt die Gestaltung, so führt dies zu einer tiefen inneren Befriedigung.

Der Mensch, der damit beginnt, die Verantwortung für sich zu übernehmen, indem er beispielsweise bioenergetische Übungen ausführt, entzieht sich dem äußeren Zufall und arbeitet bewußt daran, sich von Streß und Verspannungen zu befreien. Dadurch eröffnen sich ihm völlig neue Möglichkeiten.

Plötzlich kommt er in Kontakt mit längst vergessenen, verdrängten Gefühlen; er fängt an zu erleben, wie sich sein Körper anfühlt, er nimmt sich Zeit für sich selbst und spürt oft zum ersten Mal, was es bedeutet, mit sich und seiner Umwelt in Kontakt zu sein.

Bioenergetik für die Gesundheit

Indem die Bioenergetik *easy*-Übungen die Lebensenergie und Lebensfreude aktivieren, die Emotionen befreien, den Atem vertiefen und Streß lösen, wirken sie sich natürlich auch deutlich auf die Gesundheit aus. Der direkte Zusammenhang zwischen Körper und Seele ist der Grund dafür, daß der Körper erkrankt, wenn die Seele leidet.

Alle Erkrankungen, die durch psychische Probleme entstehen, also die sogenannten psychosomatischen Krankheiten, wie etwa Magen- und Darmgeschwüre, Asthma, Verdauungsprobleme, Migräne, Kreislaufstörungen, einige Hauterkrankungen und Allergien, können durch Bioenergetik positiv beeinflußt werden.

Die seelische Verfassung spielt aber auch bei zahlreichen anderen, vor allem auch bei schweren Erkrankungen, eine große Rolle. Inzwischen konnte nachgewiesen werden, daß negative Gefühle wie Angst das Immunsystem schwächen, wodurch einer ganzen Reihe von Krankheiten Tür und Tor geöffnet wird. Auch hier können die Übungen dazu beitragen, die körperlich-seelische Harmonie wiederzuerlangen.

Natürlich hilft die Bioenergetik aber auch bei den »kleinen Übeln« des Alltags. Vielleicht haben auch Sie schon erfahren müssen, wie eine verspannte Muskulatur zu Rücken- oder Kopfschmerzen geführt hat. Die bioenergetischen Übungen lösen solche Verspannungen und beseitigen somit Schmerzen dieser Art. Darüber hinaus verbessern sie Ihre Körperhaltung, wovon beispielsweise auch Ihre Wirbelsäule profitiert.

Die Übungen für den Bauch- und Beckenbereich sind wiederum sehr wertvoll, wenn es darum geht, Probleme mit dem Unterleib und sexuelle Störungen, wie etwa Impotenz, zu beseitigen.

Indem die Bioenergetik *easy*-Übungen negative psychische Einflüsse beseitigen, das Immunsystem stärken und Verspannungen lösen, stärken sie die Gesundheit und tragen zur Heilung bei.

Die bioenergetische Praxis

Bevor wir im folgenden zur Praxis kommen, wollen wir vorher noch kurz einen Blick auf die verschiedenen Bereiche werfen, mit denen in der Bioenergetik gearbeitet wird. Obwohl wir diese Bereiche zur besseren Übersicht einzeln aufführen, sollten Sie doch bedenken, daß diese immer ineinanderfließen und im Grunde nicht voneinander zu trennen sind.

Im Mittelpunkt: der Körper

Bei Bioenergetik *easy* wird hauptsächlich mit dem Körper gearbeitet. Die »Arbeit« am Körper – man könnte besser sagen: das Spiel mit dem Körper – dient zunächst dazu, sich selbst besser kennenzulernen. Es gibt Übungen, die mit Bewegung arbeiten (spielen), bei anderen geht es um Dehnung und Lösung oder um Anspannung und Entspannung.

Gleichgültig aber, welcher Aspekt bei den Übungen gerade betont wird, immer geht es darum, seinen Körper zu spüren, sich in ihn einzuleben, seine Starrheit oder Flexibilität zu erkennen und sich auf ihn zu konzentrieren.

Genaugenommen sollten Sie sich dabei weniger »auf Ihren Körper« konzentrieren als vielmehr »auf sich selbst in Form Ihres momentanen, körperlichen Daseins«. Wenn Sie damit beginnen, sich Ihrem Körper zuzuwenden und mit den Übungen zu experimentieren, werden Sie nämlich bald erfahren, daß Sie nicht einen Körper »haben«, sondern daß Sie im Grunde Ihr Körper »sind«.

Viele Menschen haben das Gefühl für ihren Körper vollkommen verloren – durch Bioenergetik *easy* werden Sie wieder anfangen, Ihren Körper zu spüren, und lernen, ihn ernst zu nehmen und sich in ihm wohl zu fühlen. Ferner werden Sie auch beweglicher, Ihre Haltung verbessert sich, und Muskelverspannungen verschwinden allmählich.

Dadurch erweitern sich Ihre bisherigen Grenzen, der Atem wird tiefer, Sie werden auch psychisch gelassener und müssen außerdem für die Tätigkeiten des Alltags weniger Kraft aufwenden als bisher, da Sie lernen, Ihre Lebensenergie effektiver einzusetzen.

> Bioenergetik *easy* erhöht das Körperbewußtsein und entwickelt die Lebendigkeit des Körpers.

Den Kontakt nach außen und innen herstellen

Ein wesentlicher Aspekt der Bioenergetik ist der Kontakt. Es gibt Übungen, die den Kontakt zum Boden verstärken und das Bewußtsein für das tragende Fundament entwickeln. Dabei geht es darum, Kontakt zur Erde aufzunehmen und sich selbst im Verhältnis zum Außen zu erleben. Östliche Methoden, wie T'ai Chi oder Qi Gong, betonen ebenfalls diesen Kontakt zum Boden. Dabei wird oft mit der Vorstellung gearbeitet, daß die Füße in der Erde »wurzeln«.

Auch bei den Bioenergetik *easy*-Übungen geht es darum, den Kontakt zur Erde herzustellen. Dazu müssen die Knie elastisch bleiben und dürfen nicht durchgedrückt werden, denn nur so ist der freie Energiefluß gesichert. Außerdem ist es wichtig, die Schultern zu entspannen, die Wirbelsäule aufrecht zu halten und den Kontakt zu seinem Bauch herzustellen. Der Bauch wird in vielen Kulturen als Zentrum des Körpers angesehen und ist für den Kontakt zum Boden von besonderer Bedeutung.

Der richtige Bodenkontakt führt zu einer Haltung des Vertrauens, in der sich der Mensch tragen lassen und die Lebensenergie ungehindert strömen kann. Auf diese Weise gewinnt er Standfestigkeit und Gelassenheit.

In der Bioenergetik geht es aber nicht nur um den Kontakt mit dem Außen, sondern auch um den Kontakt mit dem Innen. Da es bei allen Übungen darauf ankommt, in sich hineinzuspüren und den Körper anhand bestimmter Muskelspannungen und Temperaturempfindungen zu erleben, wird auch der Kontakt mit sich selbst verbessert. Kontakt aufnehmen bedeutet jedoch auch sich zuwenden, Zuwendung entwickeln, Austausch zulassen und dadurch achtsamer und liebevoller mit sich selbst und den anderen umgehen.

Durch Bioenergetik *easy* lernen Sie, sich aus der Isolation zu befreien, indem Sie Kontakt mit dem Innen und dem Außen aufnehmen.

Vibration – die Befreiung der Lebensenergie

Unter den Bioenergetik *easy*-Übungen sind einige, die bewußt starke Muskelanspannungen erzeugen und deshalb auch als Streßhaltungen bezeichnet werden. Durch diese Haltungen wird im Körper kurzfristig Streß erzeugt, was anschließend jedoch durch eine besonders tiefe Lösung ausgeglichen wird. In diesen Haltungen kommt es oft zu Reaktionen, die man am ehesten als Vibrationen bezeichnen könnte.

Wird die Lebensenergie angeregt, so kann es zu Muskelzittern und Vibration kommen, was kein Grund zur Panik ist. Bereits die alten Chinesen haben die Beobachtung gemacht, daß in dem Augenblick, in dem die Lebensenergie durch blockierte Körperteile zu strömen beginnt, es zu Zittern und Vibrationen kommen kann. Dies ist eine normale Reaktion.

Es gibt aber auch andere, weniger sensationelle Arten von Vibrationen und Bewegungen, und Sie sollten immer wieder einmal versuchen, diese Reaktionen auf die Übungen wahrzunehmen.

Vielleicht können Sie Bewegungen im Körper spüren, wie etwa den Herzschlag, das Pulsieren des Blutes in den Arterien oder auch die Bewegung des Atems. Oder Sie spüren ein Wärmegefühl und ein Durchpulstsein. Vielleicht breitet sich aber auch einfach nur eine Art Wohlgefühl in Ihnen aus, was natürlich ebenso der Beachtung wert ist.

> Bioenergetik *easy* bringt die Lebensenergie in Fluß, was sich in Form von Vibrationen in den Muskeln äußern kann.

Befreiung des Atems

Auch der Atem spielt in der Bioenergetik eine große Rolle. Der Atem bildet die Brücke zwischen Körper und Seele, was bedeutet, daß es beim Atmen um wesentlich mehr geht, als um die Aufnahme von Sauerstoff.

Obwohl es Schulen gibt, die mit bewußter Atemkontrolle arbeiten, wie etwa Yoga, geht es bei der Bioenergetik immer darum, den Atem loszulassen und ihn keinesfalls zu forcieren.

Achten Sie immer darauf, daß Sie zwar bewußt, aber nicht gewollt atmen. Natürlich wird sich der Atem bei einigen Übungen vertiefen, aber erzwingen dürfen Sie dabei nichts. Am besten ist es, möglichst frei und natürlich zu atmen und die Aufmerksamkeit ab und zu auf den Atem zu lenken.

Dabei werden Sie spüren, wie durch manche Übungen neue Atemräume erschlossen werden. Sie werden den Atem im Bauch, in der Brust, den Flanken, aber auch in der Kehle und manchmal sogar bis in die Füße hinein spüren können, wenn Sie sich darauf konzentrieren.

Während der Übungen sollten Sie versuchen, den Atem kommen und gehen zu lassen – wie eine Wellenbewegung. Manchmal wird es günstig sein, das Ausatmen zu vertiefen, indem Sie beispielsweise seufzen oder auch stöhnen. Ein betontes Ausatmen führt zu Entspannung und erleichtert das Loslassen.

Haben Sie keine Angst vor hörbarem Ausdruck. Ein Stöhnen oder Schluchzen kann sehr befreiend sein. Allerdings sollte der Atem immer der Situation angepaßt sein. Ebenso wie Sie beim Waldlauf anders atmen als bei einem Spaziergang, sollten Sie die Atmung bei anstrengenderen Übungen vertiefen, während dies bei Entspannungsübungen nicht nötig ist.

Atem und Körper hängen eng zusammen. Eine Lösung muskulärer Verspannungen führt zu einer freieren Atmung, dasselbe gilt auch umgekehrt. Experimentieren Sie mit Ihrem Atem, spüren Sie, daß Sie mit dem Atem auch Lebensenergie aufnehmen und wie Ihre Vitalität durch die Übungen zunimmt.

> Die Bioenergetik *easy*-Übungen vertiefen und befreien den Atem.

Emotion und Ausdruck

Eine Besonderheit der Bioenergetik liegt darin, daß sie sich nicht auf »rein körperliches« Üben beschränkt, sondern den Bereich der Emotionen ins Üben miteinbezieht.

Wir leben in einer Zeit, in der die Gefühle zunehmend zu verkümmern drohen. Es ist »ganz normal«, Gefühle zu unterdrücken, doch hat es schwerwiegende Folgen für die Entwicklung der Persönlichkeit.

In dem Maße, in dem der Mensch es verlernt, seine Gefühle zuzulassen, wird er zunehmend unfähig, sich selbst auszudrücken. Während Kinder ihre Gefühle und Bedürfnisse oft sehr eindrucksvoll zeigen können, ist der Erwachsene immer weniger dazu in der Lage, Gefühle, wie Freude, Trauer, Wut und Ärger, zu äußern. Gefühle gehören aber nun einmal zum Menschen, und je gefühlsärmer ein Mensch wird, desto mehr verliert er an Spontanität und Lebendigkeit.

In der Bioenergetik lernen wir, uns wieder bewußt unseren Gefühlen zuzuwenden, sie wahrzunehmen und geschehen zu lassen. Dies ist für unsere emotionale Gesundheit außerordentlich wichtig. Durch Gefühlsäußerungen, wie Lachen, aber auch Weinen und Schluchzen, kommt es zu einer tiefen Lösung und zu einer seelischen Reinigung.

Da wir daran gewöhnt sind, Gefühle und Wünsche herunterzuschlucken, anstatt sie herauszulassen, entstehen innere Spannungen, die sich dann oftmals auch in körperlichen Verspannungen äußern und die Lebensenergie so stark blockieren, daß es im Laufe der Zeit zu ernsthaften psychischen, aber auch körperlichen Problemen kommen kann. Dieser Entwicklung können wir durch Bioenergetik entgegenwirken.

Unter den Bioenergetik *easy*-Übungen finden Sie einige Ausdrucks- oder Emotionsübungen. Dabei geht es darum, Emotionen, wie etwa Wut oder Ärger, zuzulassen. Dies kann durch Körperausdruck, durch Mimik oder durch die Stimme erfolgen.

Es kommt vor, daß diese Übungen dazu führen, daß plötzlich Gefühle hochkommen, die seit Jahren unterdrückt wurden. Wenn Sie spüren sollten, daß Sie plötzlich weinen müssen oder daß Wut in Ihnen aufsteigt – haben Sie keine Angst vor diesen Gefühlen. Schließlich handelt es sich ja um eine

Übung, in der Sie bewußt mit Gefühlen experimentieren können. Indem Sie sich beobachten, verhindern Sie, daß einige Gefühle plötzlich übermächtig werden, und Sie behalten die Kontrolle, was nicht bedeutet, daß Sie etwas unterdrücken, sondern nur, daß Sie wach und bewußt bleiben.

Wenn starke Gefühle auftauchen, die Sie nicht mehr alleine bewältigen können, sollten Sie die Übung jedoch abbrechen und nach Möglichkeit einen Bioenergetik-Therapeuten aufsuchen, um sich vorsichtig an Ihre seit langer Zeit unterdrückten und »vergessenen« Gefühle heranzutasten.

Die Bioenergetik *easy*-Übungen erleichtern den Ausdruck unterdrückter Gefühle und stellen die emotionale Gesundheit wieder her.

Die Wiederentdeckung der Sexualität

Auch die Sexualität ist auf das engste mit den oben aufgeführten Bereichen Körper, Emotion, Atem, Kontakt und Vibration verknüpft. Ein Mensch, der seinen Körper nicht wahrnimmt, der seinen Atem nicht spürt, der keinen Kontakt zu sich selbst und zur Erde hat, der seinen Bauch und die Gefühle, die aus seinem Bauch kommen, unterdrückt, der wird natürlich auch Probleme haben, entspannt mit seiner Sexualität umzugehen.

Die Bioenergetik geht davon aus, daß muskuläre Verspannungen und insbesondere Verspannungen im Bauch- und Beckenraum zu einem Mangel an sexueller Energie und mangelnder Freude am Sex führen. Der Unterleib hängt eng mit unseren animalischen Trieben, den Geschlechtsorganen und den Instinkten zusammen, also mit Qualitäten, die in hochzivilisierten Gegenden gerne unter den Tisch gekehrt werden.

Einige Bioenergetik *easy*-Übungen »öffnen« das Becken und arbeiten bewußt mit dem Unterkörper. Denn es geht gerade darum, den Bauch zu entspannen, den Lendenwirbelsäulenbereich neu zu entdecken, sich loszulassen, Vertrauen zu gewinnen und die ständige Kontrolle durch den Kopf zu durchbrechen.

Die Lockerung und Stärkung von Becken, Hüften und Gesäß führt zwar zu mehr sexueller Energie und gesteigerter Vitalität, doch geht es dabei nicht um sexuelle Erregung. Wenn Sie die Beckenübungen ausführen, sollen Sie nicht sexuell erregt werden, doch in die Lage versetzt, Sex bewußter zu erleben und Ihr Selbstbewußtsein zu steigern.

Durch Bioenergetik *easy*-Übungen können wir lernen, unseren Bauch- und Beckenraum wiederzuentdecken, lustvoller zu leben und unsere Sexualität neu zu beleben.

Bioenergetik *easy*

Wir möchten an dieser Stelle nochmals betonen, daß die klassische Bioenergetik eine Therapieform ist, die des Therapeuten bedarf. Wer massive psychische Probleme hat, sollte sich keinesfalls scheuen, professionelle Hilfe in Anspruch zu nehmen.

Bei Bioenergetik *easy* handelt es sich nicht um eine Therapie, sondern um eine Methode, die die Übungen aus der Bioenergetik nützt, um das Wohlbefinden und die körperliche und seelische Gesundheit zu steigern und Verspannungen zu lösen.

Viele Menschen haben keine Zeit oder Lust, regelmäßig Bioenergetik-Kurse zu besuchen, und wollen sich ihre Übungszeit lieber selbst einteilen. Andere möchten gerne einige Erfahrungen mit den Übungen sammeln, bevor sie einen Kurs besuchen. Für diese Menschen ist Bioenergetik *easy* ideal.

Die Übungen wurden sorgfältig ausgewählt. Sie sind leicht durchzuführen und unabhängig von körperlicher Fitneß, vom Alter und so weiter praktizierbar. Dennoch sind die Übungen sehr effektiv. Wenn bewußt und regelmäßig geübt wird, kommt es oft innerhalb kürzester Zeit zu einer Lösung von Muskelspannungen, zu einer Verbesserung des Körpergefühls und der Körperhaltung, zu einer Vertiefung des Atems und zu einer Befreiung des »ganzen Menschen«.

Ein gesteigertes Selbstbewußtsein und ein Zuwachs an Lebensfreude und Erlebnistiefe sind die besten Hinweise darauf, daß Sie auf dem richtigen Weg sind.

Bioenergetik *easy* ist von jedem leicht praktizierbar und dennoch sehr effektiv.

Bioenergetik *easy*-Übungen

Bevor Sie beginnen . . .
Wichtige Tips für Anfänger

■ Sorgen Sie für ungestörtes Üben! Bitten Sie Ihre Familienmitglieder, nicht ins Zimmer zu kommen, und schalten Sie Telefon und Türklingel ab.

■ Schaffen Sie sich eine geeignete Atmosphäre! Sorgen Sie dafür, daß Ihr Zimmer gut gelüftet, angenehm temperiert und dezent beleuchtet ist. Üben Sie auf einem weichen Teppich, und legen Sie nach Wunsch noch eine Decke unter.

■ Übertreiben Sie nicht! Machen Sie anfangs nicht zu viele Übungen. Es bringt mehr, zwei bis drei Übungen bewußt und konzentriert auszuführen, als viele Übungen rasch »durchzuziehen«.

■ Üben Sie regelmäßig! Sie müssen nicht täglich üben, mindestens zwei- bis dreimal in der Woche sollte es jedoch schon sein. Üben Sie anfangs nicht länger als 10 bis 15 Minuten, und steigern Sie allmählich.

■ Halten Sie den Atem nie an! Lassen Sie den Atem frei strömen, und forcieren Sie nichts. Bei einigen Übungen ist es hilfreich, die Ausatmung zu betonen.

■ Üben Sie immer zur gleichen Zeit! Am günstigsten ist es, wenn Sie morgens nach dem Aufstehen üben. Natürlich können Sie aber auch zwischendurch immer wieder eine kleine Übung in den Alltag einbauen.

■ Üben Sie nicht mit vollem Magen! Lassen Sie nach einer schweren Mahlzeit mindestens 2 Stunden vergehen, bevor Sie mit den Übungen beginnen.

■ Kleiden Sie sich bequem! Tragen Sie lockere Kleidung, und üben Sie barfuß oder mit Socken.

Aufwärm- und Lockerungsübungen

Um den Körper zu lockern und für die Übungen aufzuwärmen, sollten Sie anfangs immer einige der folgenden Übungen ausführen. Diese Übungen sind auch für zwischendurch zu empfehlen, da sie wenig Zeit beanspruchen und dem Körper dennoch sehr gut tun.

Sich durchschütteln

Stehen Sie aufrecht, die Füße sind parallel und schulterbreit auseinander, der Rücken gerade. Beginnen Sie nun damit, den ganzen Körper zu schütteln, indem Sie abwechselnd leicht in die Knie gehen und sich wieder aufrichten. Die Füße bleiben jedoch in Bodenkontakt.

Lassen Sie das Schütteln immer schneller und gleichzeitig möglichst immer lockerer werden. Beobachten Sie, was Ihr Atem macht. Falls Sie gerne durch den Mund atmen möchten, so tun Sie es einfach.

Spüren Sie, wie zunächst die Arme und später auch die Schultern durchgeschüttelt werden und wie sich das Schütteln auf den ganzen Körper ausdehnt? Welche Körperbereiche sind noch zu verspannt, als daß sie durch das Schütteln gelockert werden könnten?

Spüren Sie der Übung dann im Stehen nach, und entspannen Sie sich (1).

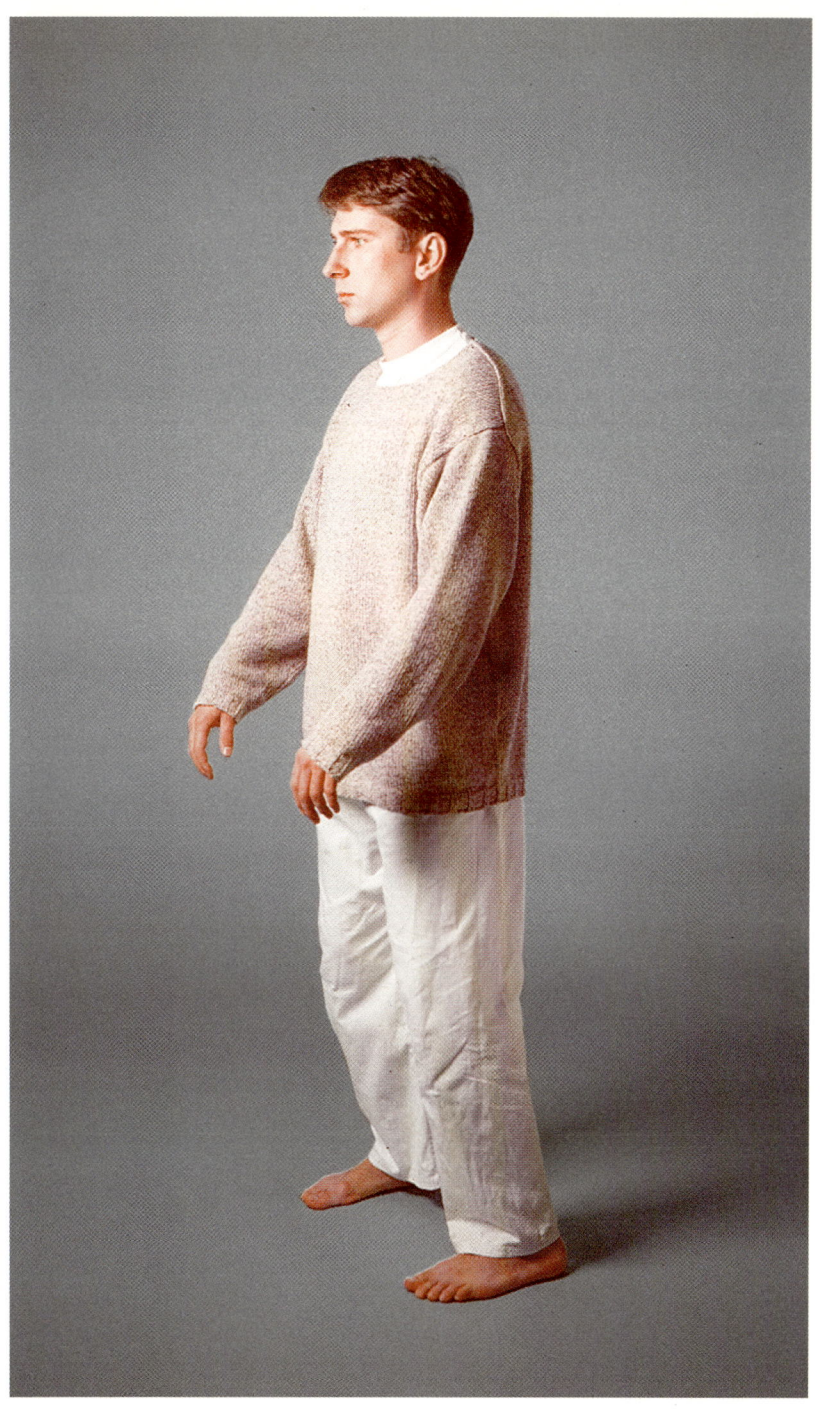

Abbildung 1

21

Beinschütteln

Stellen Sie sich aufrecht hin, halten Sie die Wirbelsäule aufrecht, und heben Sie ein Bein vor dem Körper einige Zentimeter vom Boden ab.

Stützen Sie die Hände in den Hüften ab, und beginnen Sie damit, das ausgestreckte Bein durchzuschütteln. Entspannen Sie dabei die Oberschenkelmuskulatur und das Fußgelenk sowie die Zehen soweit als möglich. Nachdem Sie das Bein einige Male ausgeschüttelt haben, wechseln Sie die Beinstellung und schütteln auch das andere Bein aus.

Wechseln Sie noch ein paarmal die Beinstellung, und schütteln Sie abwechselnd das linke und dann das rechte Bein aus (2). Entspannen Sie sich anschließend, und spüren Sie der Übung nach. Fühlen sich Ihre Beine wärmer an? Hat sich der Kontakt zum Boden verbessert?

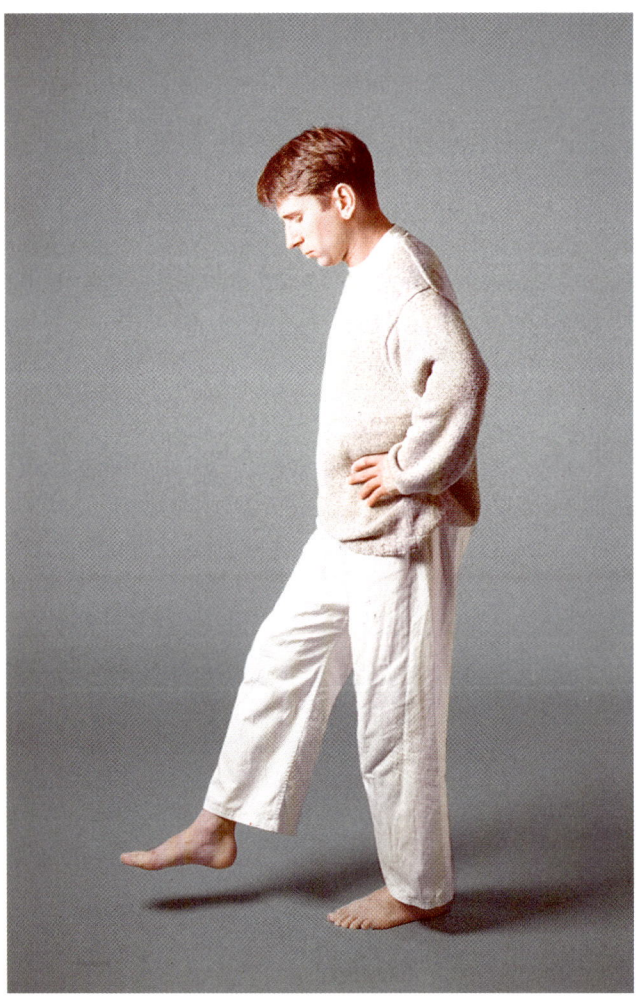

Abbildung 2

Armschwingen

Stellen Sie sich in die Grundstellung: Die Beine sind schulterbreit auseinander, die Füße weisen nach vorn, die Wirbelsäule ist aufrecht. Bei der folgenden Übung geht es darum, die Arme nach links und rechts zu schwingen, was mit einer Hüft- und Oberkörperdrehung verbunden wird.

Bringen Sie zunächst die Arme seitlich in die Waagrechte, und heben Sie die Zehen des linken Fußes an (3).

Drehen Sie den linken Fuß dann auf der Ferse nach außen, während Sie gleichzeitig die Arme in dieselbe Richtung schwingen und auch den Oberkörper und die Hüften nach links drehen. Auch der Kopf sollte der Bewegung folgen.

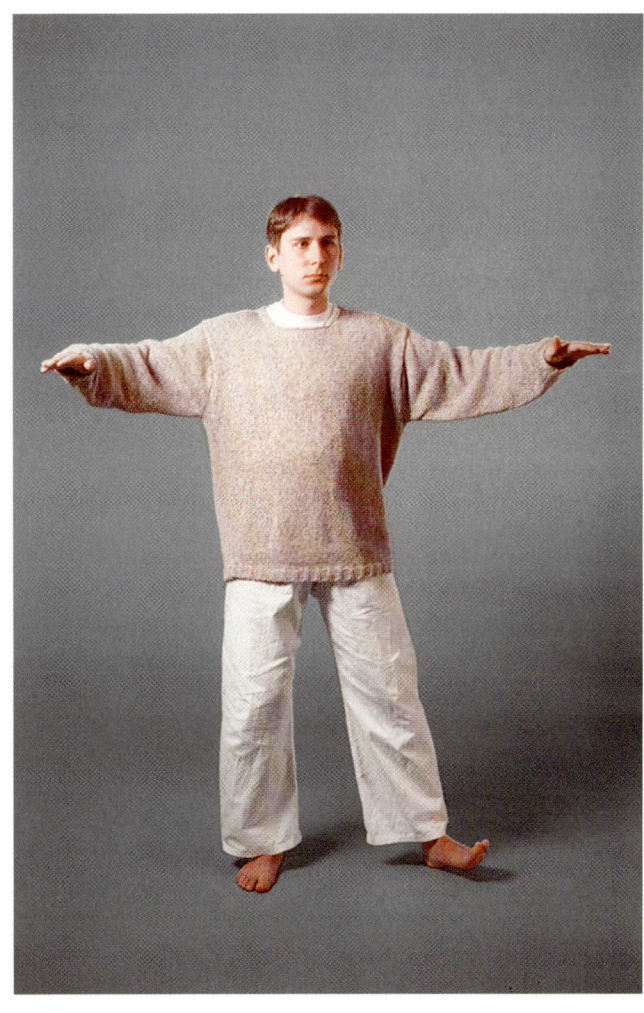

Abbildung 3

23

Nach dem Ausschwingen in der Linksdrehung folgt unmittelbar die Drehung in die andere Richtung. Dafür ist es notwendig, den linken Fuß wieder in die Ausgangsstellung zu drehen, die Zehen des rechten Fußes abzuheben, den rechten Fuß auf der Ferse nach außen zu drehen und beide Arme nach rechts zu schwingen. Schwingen Sie die Arme also jeweils in Richtung des auf der Ferse drehenden Fußes (4).

Führen Sie das Armschwingen möglichst entspannt durch, und bleiben Sie in Hüften und Schultern locker. Lassen Sie den Atem frei strömen, und entspannen Sie sich nach einigen Schwüngen von links nach rechts, indem Sie das Schwingen ausklingen lassen und im Stehen nachspüren.

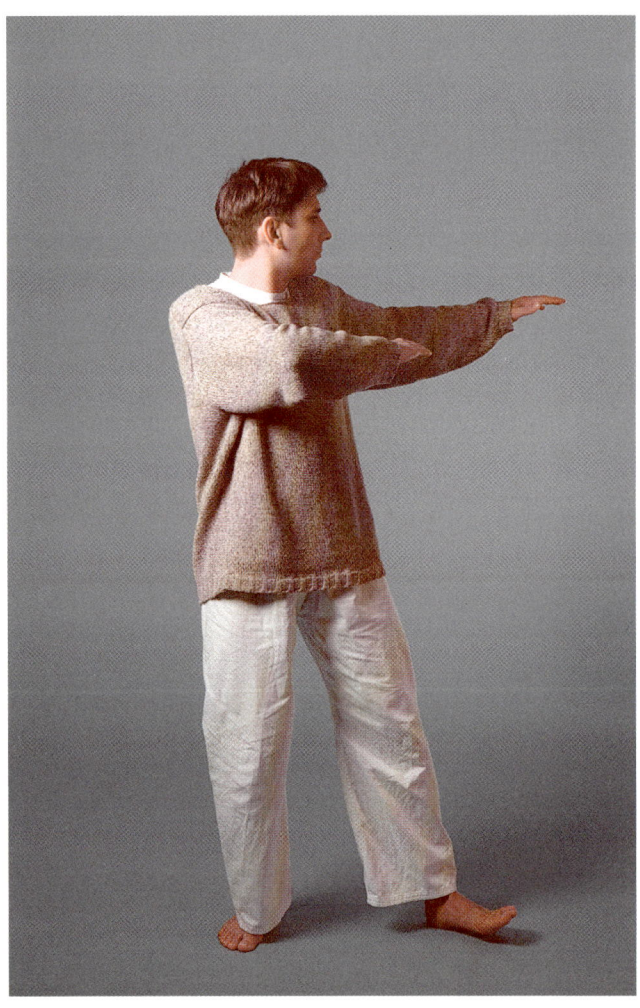

Abbildung 4

Wippen

Auch die folgende Übung lockert den ganzen Körper und regt den Kreislauf an. Sie eignet sich hervorragend als Entspannungsübung nach langem Sitzen.

Stehen Sie aufrecht und entspannt, die Füße schulterbreit auseinander. Nun geht es darum, zunächst langsam, dann allmählich schneller werdend von den Fußballen auf die Fersen vor- und zurückzuwippen.

Das Ganze wird noch mit einer Armbewegung kombiniert: Wenn Sie nach vorn auf die Zehen gehen, schwingen Sie die Arme vor dem Körper bis in die Waagrechte, wobei die Handflächen nach oben zeigen. Auf dem höchsten Punkt drehen Sie die Handflächen nach unten, lassen die Arme nach hinten schwingen und verlagern das Gewicht dabei auf die Fersen (5, 6).

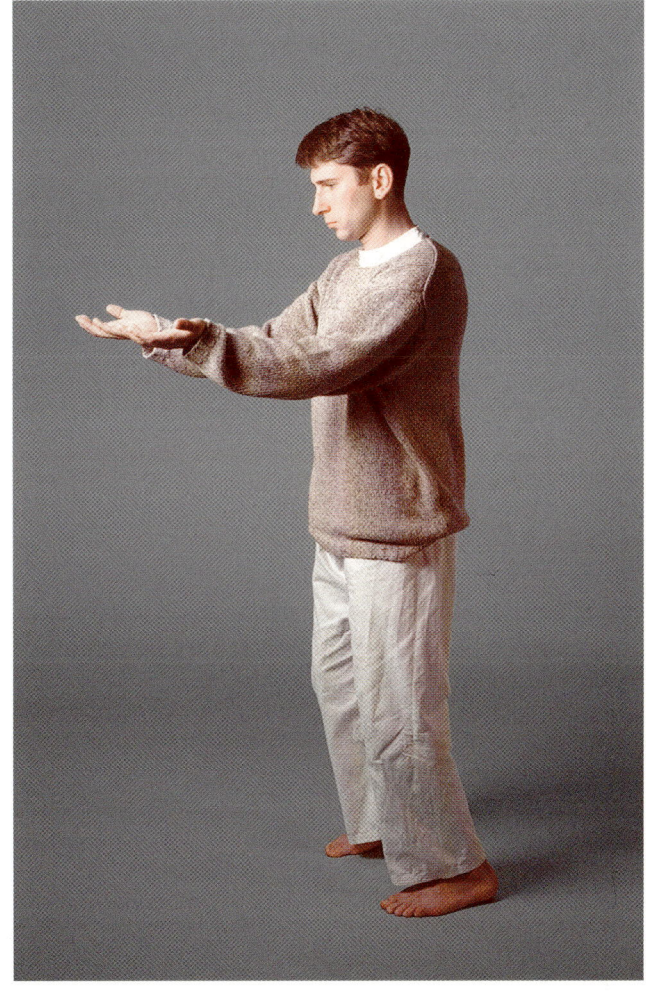

Abbildung 5

25

Führen Sie die Bewegung zunächst langsam und bewußt durch. Achten Sie darauf, daß die Knie elastisch bleiben, und entspannen Sie die Schultern und die Gesichtsmuskeln. Wippen Sie einige Male vor und zurück, und schwingen Sie die Arme gleichzeitig nach oben und unten.

Lassen Sie den Atem frei strömen? Haben Sie das Gefühl, daß Sie in Beinen und Armen elastisch nachgeben, oder können Sie sich noch mehr loslassen? Spüren Sie, wie das Wippen Ihren ganzen Körper lockert?

Lassen Sie die Übung langsam ausklingen, und achten Sie bewußt auf die Wirkungen, die sie ausgelöst hat.

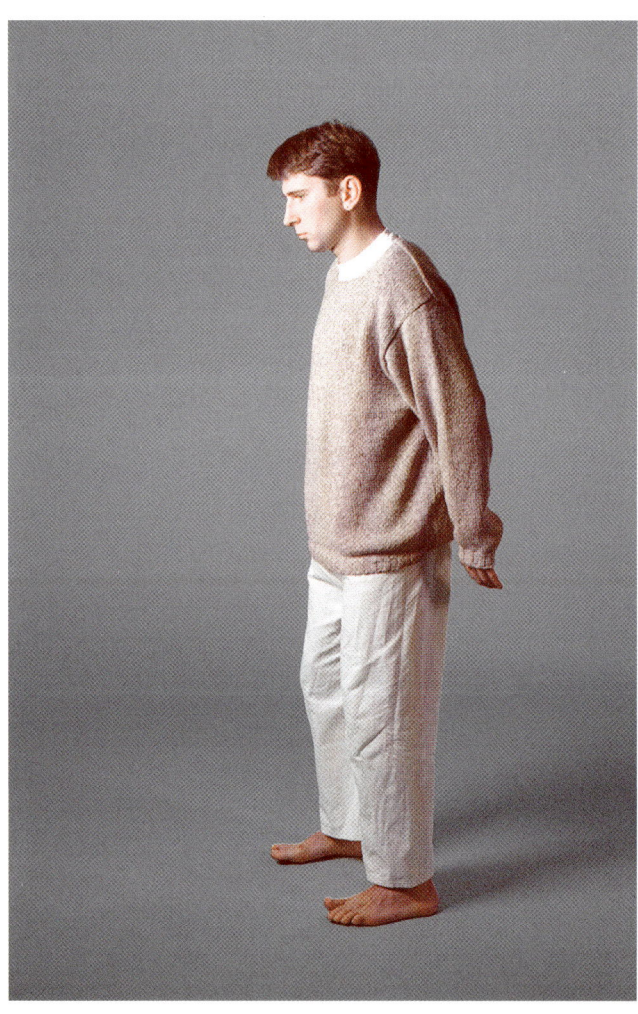

Abbildung 6

Indianertanz

Bei der nächsten Übung geht es nicht darum, wie ein Indianer zu tanzen und einige verwunderte Blicke von Ihren Mitbewohnern zu ernten. Nur das gleichmäßige Stampfen erinnert an diesen besagten Tanz – daher der Name. Beim Indianertanz geht es darum, abwechselnd mit dem rechten und linken Fuß aufzustampfen. Dabei sollte jeweils mit der ganzen Fußsohle aufgestampft und auch das Körpergewicht eingesetzt werden. Stampfen Sie allmählich immer fester auf. Achten Sie auf eine weiche Unterlage, führen Sie die Übung nicht auf harten Böden aus (7). Spüren Sie, wie Sie immer besseren Bodenkontakt gewinnen? Können Sie in Schultern und Hüften locker bleiben? Ist Ihre Wirbelsäule auch wirklich aufrecht?

Lassen Sie den Atem wieder frei strömen, und entspannen Sie sich nach der Übung, indem Sie sich kurz auf den Rücken legen.

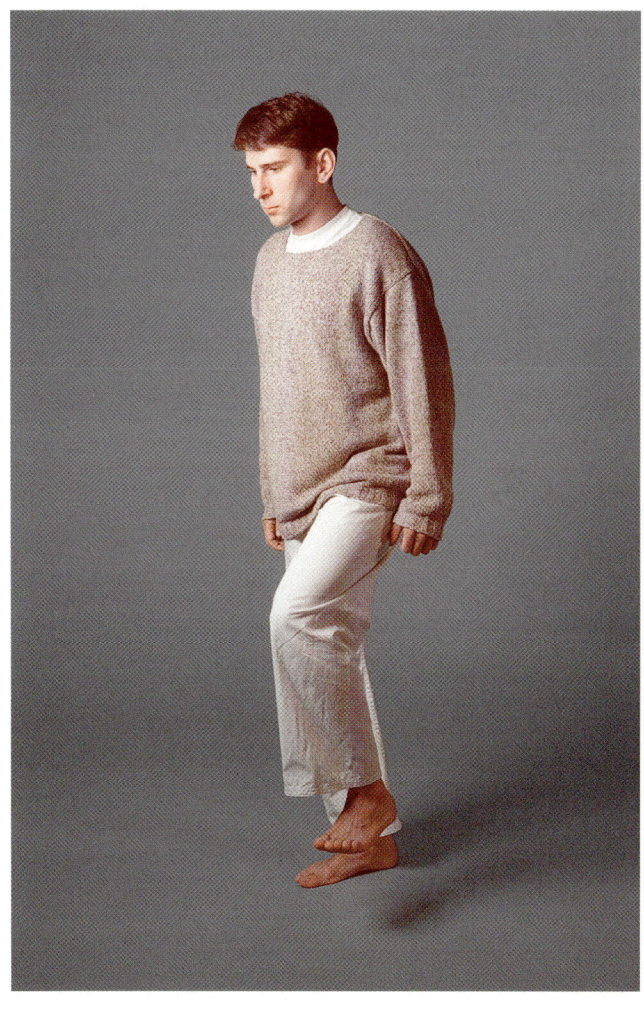

Abbildung 7

Körperübungen – Kontakt, Vibration und Dehnung

Die folgenden bioenergetischen Übungen arbeiten den ganzen Körper von der unteren Körperhälfte ausgehend durch. Manche Übungen betonen den Bodenkontakt, andere sind Dehnungsübungen oder Vibrationsstellungen. Einige Übungen können recht anstrengend werden, wenn Sie es mit dem Üben übertreiben. Beachten Sie daher immer Ihre Grenzen, und üben Sie besonders am Anfang vorsichtig.

Grundstellung – Zu sich stehen

Die folgende Stellung ist die Ausgangsstellung einiger Übungen und eine Grundstellung in der Bioenergetik. Dabei geht es darum, richtig zu stehen. Im bioenergetischen Sinne steht der Mensch nur dann richtig, wenn er durchlässig für die Energien ist, die von oben und unten auf ihn einwirken. Das richtige Stehen erfordert daher einen guten Bodenkontakt und eine gleichzeitige Ausrichtung nach oben. Indem Sie lernen, entspannt und bewußt zu stehen, können Sie einiges darüber erfahren, was es heißt, Standfestigkeit zu entwickeln, aufrecht zu sein und zu sich selbst zu stehen.

Stehen Sie aufrecht, die Füße zeigen nach vorn und eher etwas nach innen als nach außen, die Knie sind nicht durchgedrückt, sondern leicht gebeugt, die Arme hängen passiv neben dem Körper, und das Körpergewicht ruht leicht auf den Fußballen (8).

Trainieren Sie Ihre Aufmerksamkeit in dieser Haltung, indem Sie folgende Punkte kontrollieren: Ist die Wirbelsäule wirklich aufrecht? Wenn das Becken leicht nach hinten gekippt wird, ist Ihre Haltung kraftvoller. Das Kinn sollte leicht zur Brust gezogen werden, um den Nacken zu dehnen. Das Gesicht ist entspannt. Sind die Schultern locker? Kann der Atem frei fließen, und können Sie die Atembewegung im Bauch spüren? Fühlen Sie die Verbindung zur Erde?

Entspannen Sie sich in dieser Grundstellung, und üben Sie sie auch im Alltag immer wieder einmal.

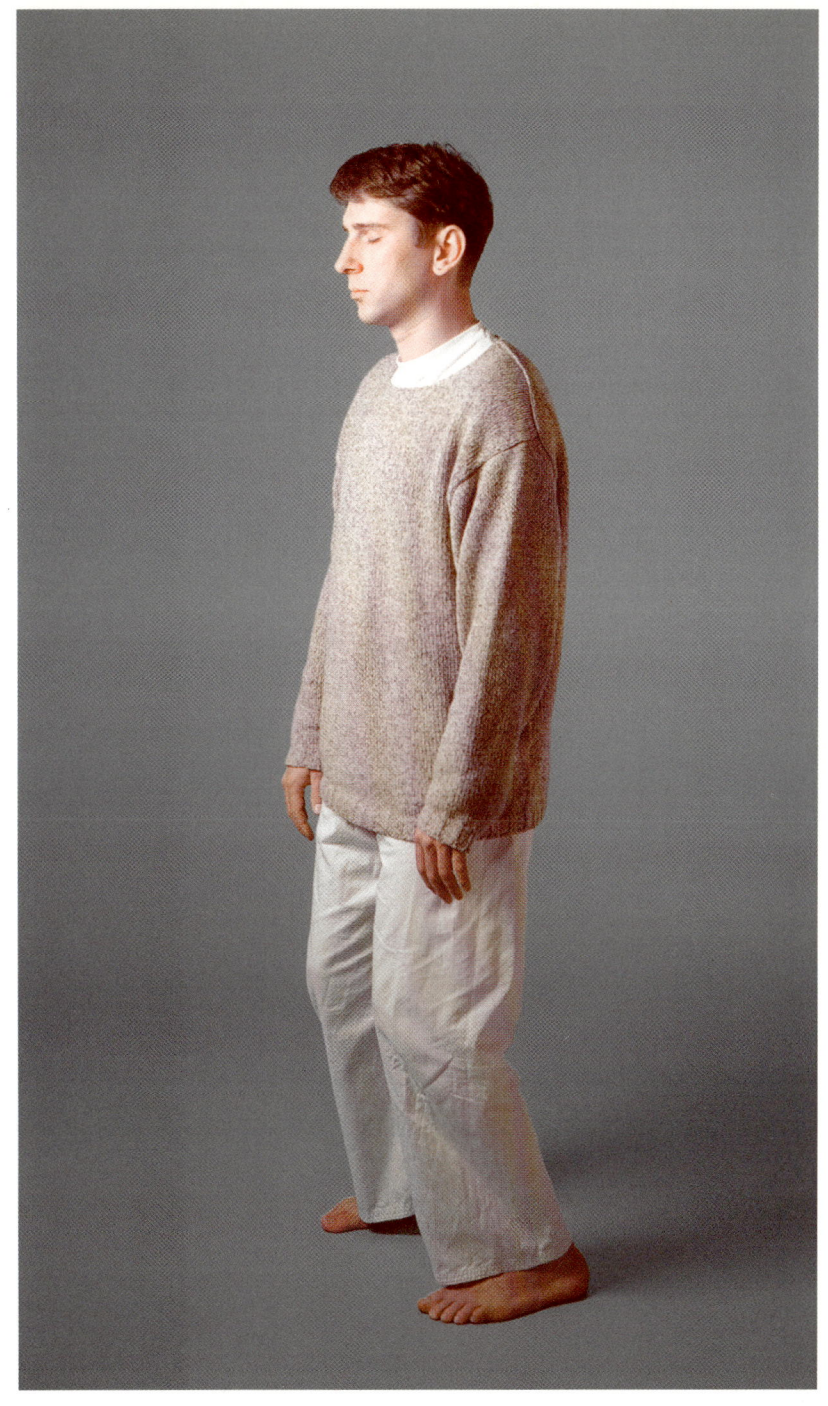

Abbildung 8

29

Fußkreisen

Legen Sie sich entspannt auf den Rücken, die Arme liegen dabei neben dem Körper. Ziehen Sie die Beine etwas an, indem Sie sie anwinkeln und die Füße nahe des Gesäßes auf den Boden stellen. Heben Sie nun ein Bein, während das andere am Boden bleibt.

Strecken Sie das gehobene Bein nicht ganz durch, sondern lassen Sie das Knie leicht gebeugt. Beginnen Sie nun, mit dem Fuß zu kreisen. Kreisen Sie den Fuß aber nur aus dem Fußgelenk, und lassen Sie den Rest des Beines möglichst bewegungslos. Kreisen Sie 10- bis 20mal im Uhrzeigersinn und dann ebensooft gegen den Uhrzeigersinn. Setzen Sie das Bein dann wieder ab, und wiederholen Sie die Übung nun mit dem anderen Bein (9).

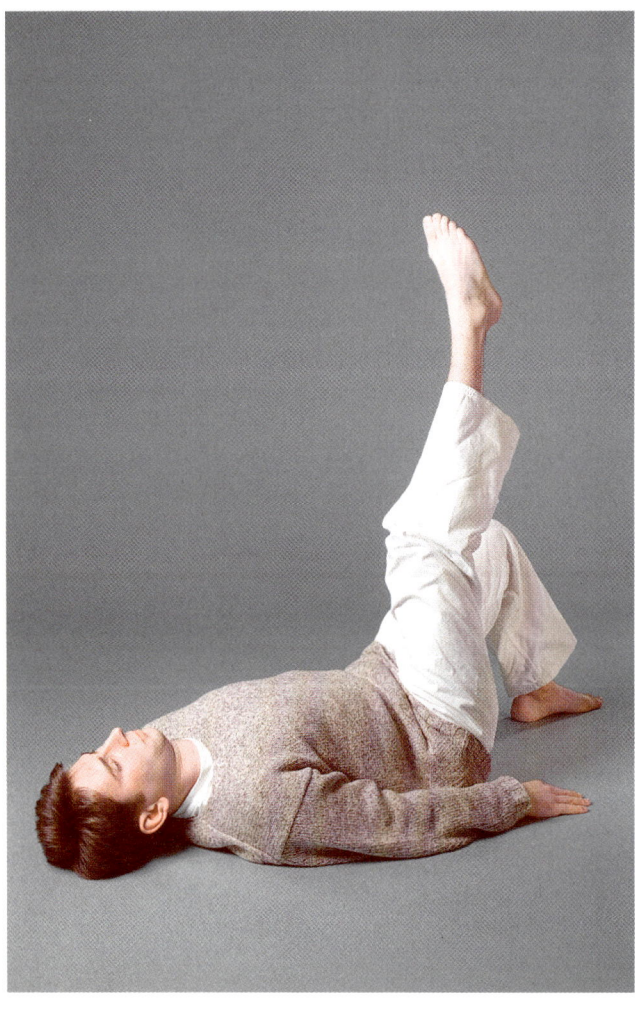

Abbildung 9

Fußdehnung

Knien Sie sich nieder, und setzen Sie den rechten Fuß einen Schritt nach vorn, so daß Ober- und Unterschenkel einen 90-Grad-Winkel bilden. Stützen Sie sich mit beiden Händen in den Hüften ab. Als nächstes heben Sie den rechten Fuß etwas an und setzen ihn mit der Oberseite der Zehen wieder auf den Boden, als wollten Sie den Fuß einrollen. Indem Sie das Schienbein leicht nach vorn schieben, verstärken Sie die Dehnung des Fußes und der vorderen Unterschenkelmuskulatur (10).

Atmen Sie in dieser Position tief, tasten Sie sich an Ihre Schmerzgrenze heran, und verstärken Sie die Ausatmung, indem Sie beispielsweise seufzen oder stöhnen, wenn der Schmerz stärker wird. Fordern Sie sich nicht zu stark. Nach 20 bis 30 Sekunden lösen Sie die Dehnung, entspannen sich kurz und wiederholen die Übung mit dem anderen Fuß.

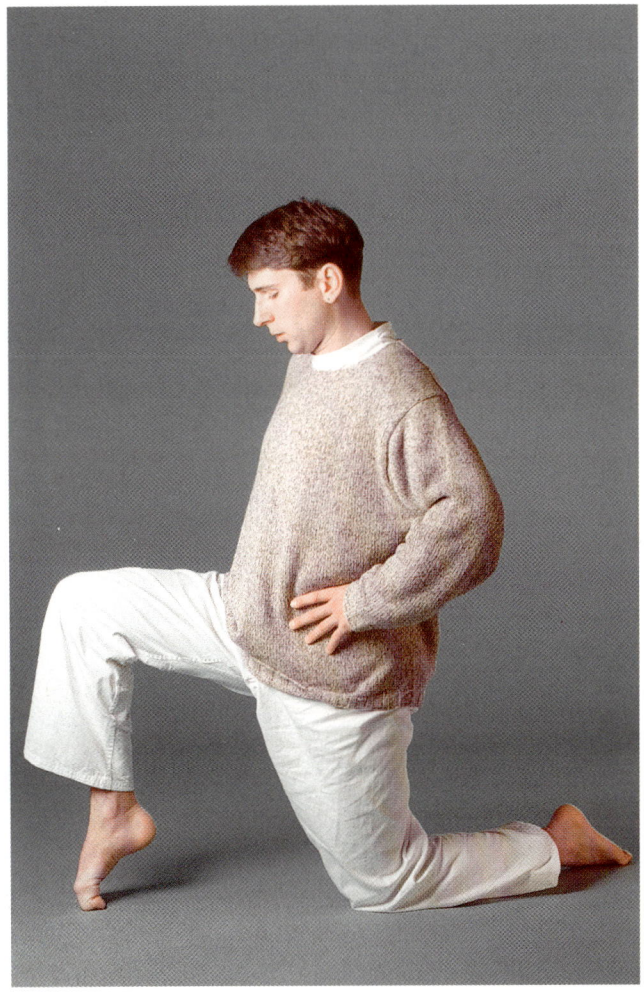

Abbildung 10

Die Kniebeuge

Stehen Sie in der Grundstellung, und verlagern Sie das Körpergewicht ein wenig nach vorn auf die Fußballen. Gehen Sie, ohne die Füße vom Boden abzuheben, leicht in die Kniebeuge, verharren Sie kurz darin, und strecken Sie die Beine dann wieder durch. Wiederholen Sie das Ganze etwa 10mal (11).

Bleiben Ihre Schultern entspannt? Spüren Sie den Kontakt Ihrer Fußsohlen zum Boden? Bleiben Sie auch einmal etwas länger in der Kniebeuge. Können Sie Ihren Atem immer noch frei strömen lassen, und bleibt Ihr Gesicht entspannt?

Entspannen Sie sich anschließend im Stehen, und versuchen Sie, die Wirkungen der Übung in den Oberschenkeln und im Beckenbereich wahrzunehmen.

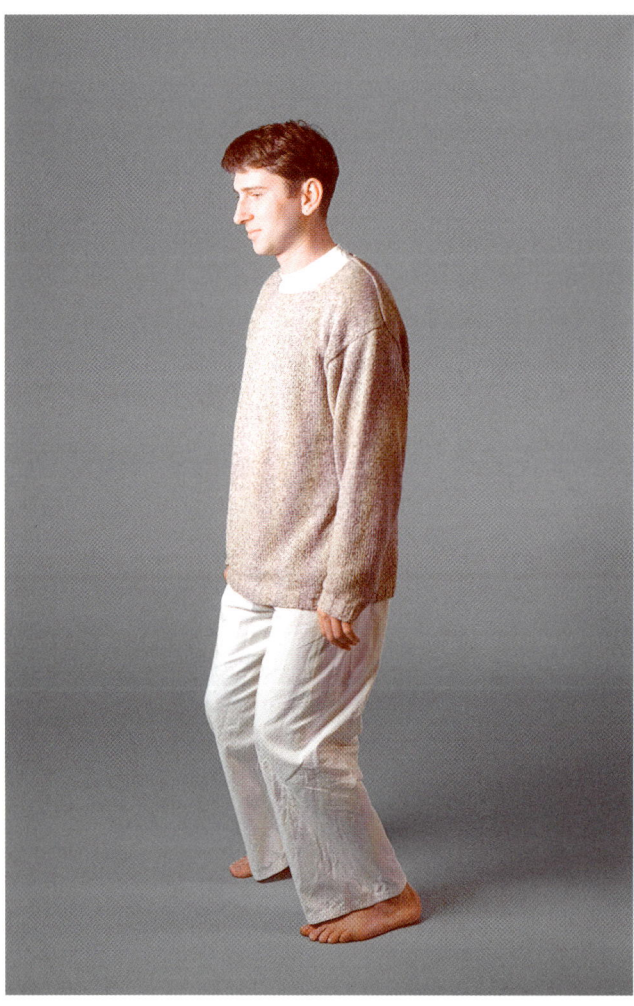

Abbildung 11

Die Hocke

Stehen Sie aufrecht, die Füße sind parallel und schulterbreit auseinander. Strecken Sie die Arme nach vorn aus. Gehen Sie nun in die Knie, und verlagern Sie dabei das Gewicht auf die Fußballen, bis die Fersen leicht vom Boden abgehoben sind. Wenn Sie Ihre persönliche Dehnungsgrenze erreicht haben, beugen Sie den Kopf nach vorn zwischen die gestreckten Arme. Spüren Sie, wo Ihre Grenze liegt, gehen Sie jedoch nicht gleich beim ersten Impuls aus dieser Stellung (12).

Wenn die Position anstrengend wird, vertiefen Sie den Atem und atmen durch den Mund. Können Sie spüren, welche Muskeln besonders angespannt sind? Spüren Sie Vibrationen in den Oberschenkeln? Was für Gefühle steigen in Ihnen auf? Beobachten Sie, was die Übung in Ihnen bewirkt, lösen Sie sodann die Stellung, und entspannen Sie sich kurz in der Rückenlage.

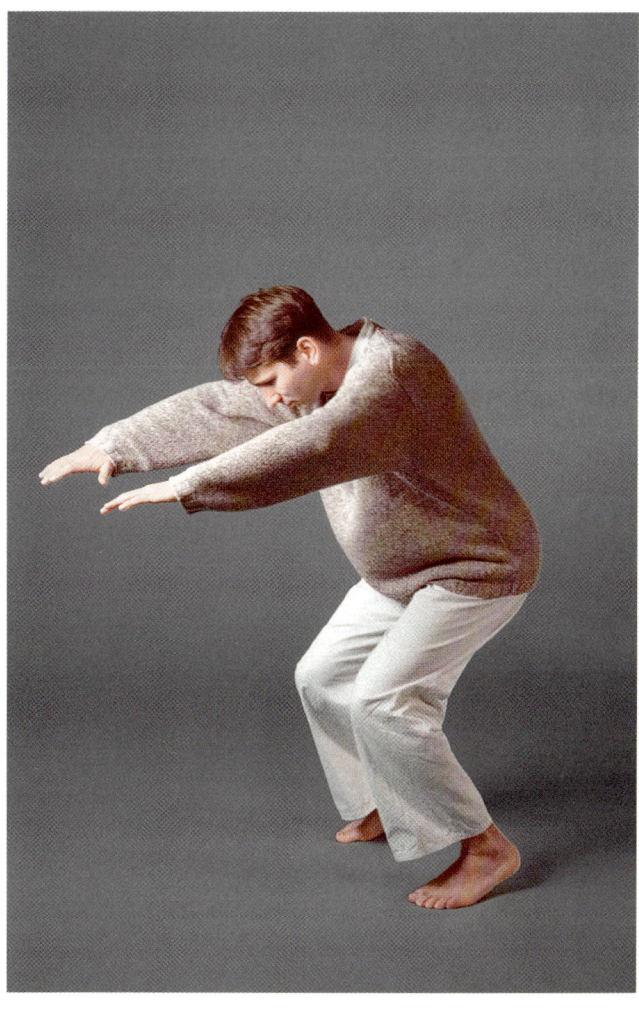

Abbildung 12

33

Fersensitz

Knien Sie sich auf den Boden, und setzen Sie sich auf Ihre Fersen. Die Beine und die großen Zehen sollten sich dabei berühren. Wenn diese Stellung schmerzhaft für Sie ist, können Sie ein kleines Kissen zwischen Unter- und Oberschenkel legen.

Legen Sie Ihre Hände mit den Handrücken auf die Oberschenkel, die Finger sind dabei geöffnet, und die Hände sind entspannt. Schließen Sie die Augen, richten Sie die Wirbelsäule auf, und ziehen Sie das Kinn leicht zur Brust, um den Nacken zu dehnen (13).

Erleben Sie sich in dieser Stellung. Spüren Sie Dehnungsschmerzen in den Oberschenkeln? Wenn ja, vertiefen Sie die Atmung, und versuchen Sie, sich noch mehr zu entspannen. Können Sie die Atembewegung im Bauch spüren? Sind Ihre Schultern entspannt, oder haben Sie sie hochgezogen? Wie fühlt sich diese Stellung für Sie an? Fühlen Sie sich wohl, oder steigen negative Gefühle in Ihnen auf? Lassen Sie alles zu, und bleiben Sie Beobachter.

> Führen Sie die nächste Übung nur dann aus, wenn Ihnen der Fersensitz keine Schwierigkeiten macht!

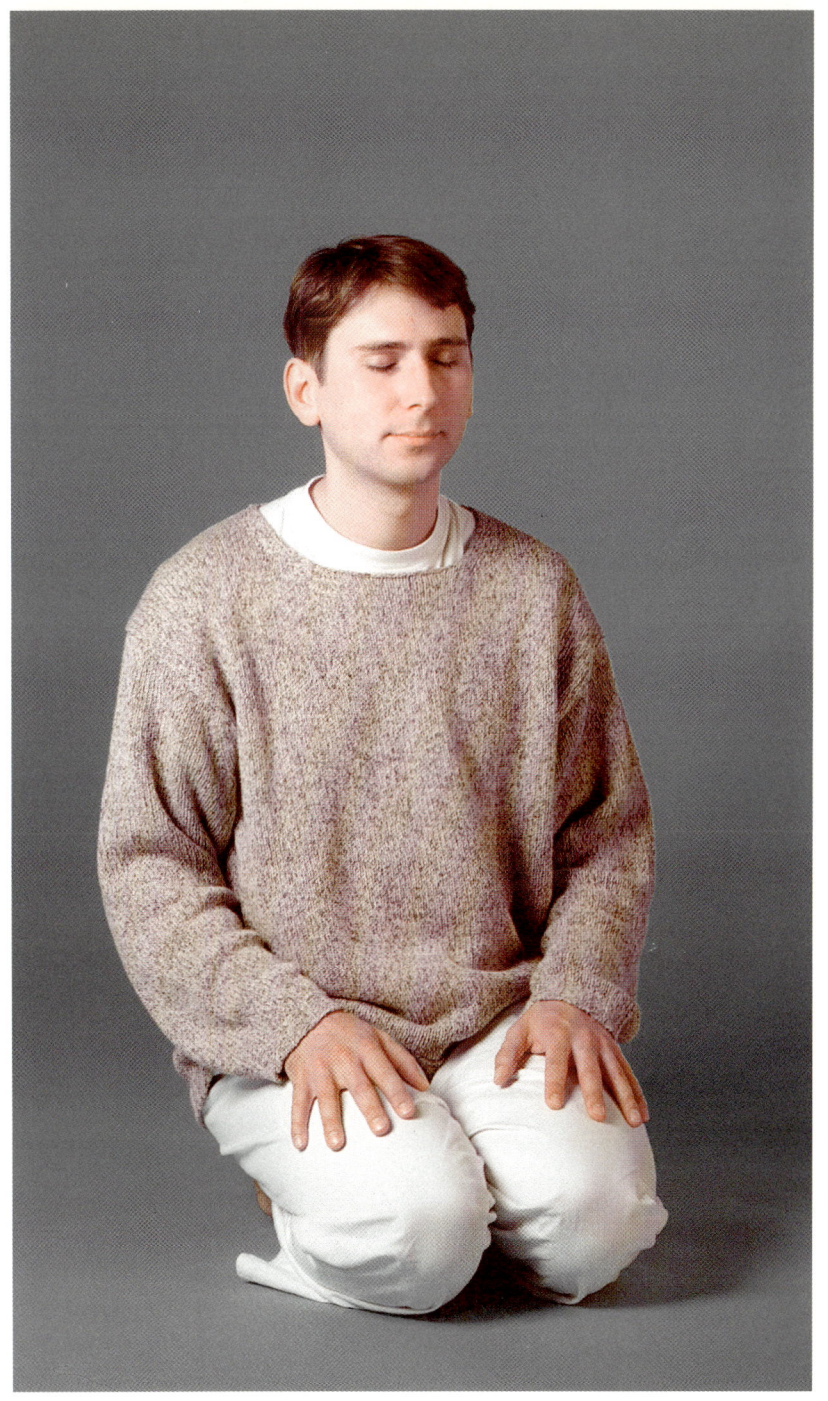

Abbildung 13   35

Schenkeldehnung

Die Schenkeldehnung ist eine fortgeschrittene Stellung des Fersensitzes und darf nur dann geübt werden, wenn der Fersensitz schmerzlos eingenommen werden kann. Bei dieser Übung kommt es zu einer stärkeren Dehnung der Schenkel.

Die Ausgangsstellung ist der Fersensitz. Stützen Sie die Hände hinter sich auf dem Boden ab, dabei zeigen die Finger nach hinten. Verlagern Sie das Körpergewicht allmählich nach hinten auf die Handflächen, so daß die Dehnung in den Oberschenkeln verstärkt wird. Nehmen Sie den Kopf dabei aber nicht in den Nacken, sondern drücken Sie das Kinn in Richtung Brustbein.

Tasten Sie sich langsam an Ihre persönliche Dehnungsgrenze heran, ohne zu übertreiben. Spüren Sie die Dehnung, und erleben Sie sich in dieser Haltung. Spüren Sie die Atmung im Bauch (14)?

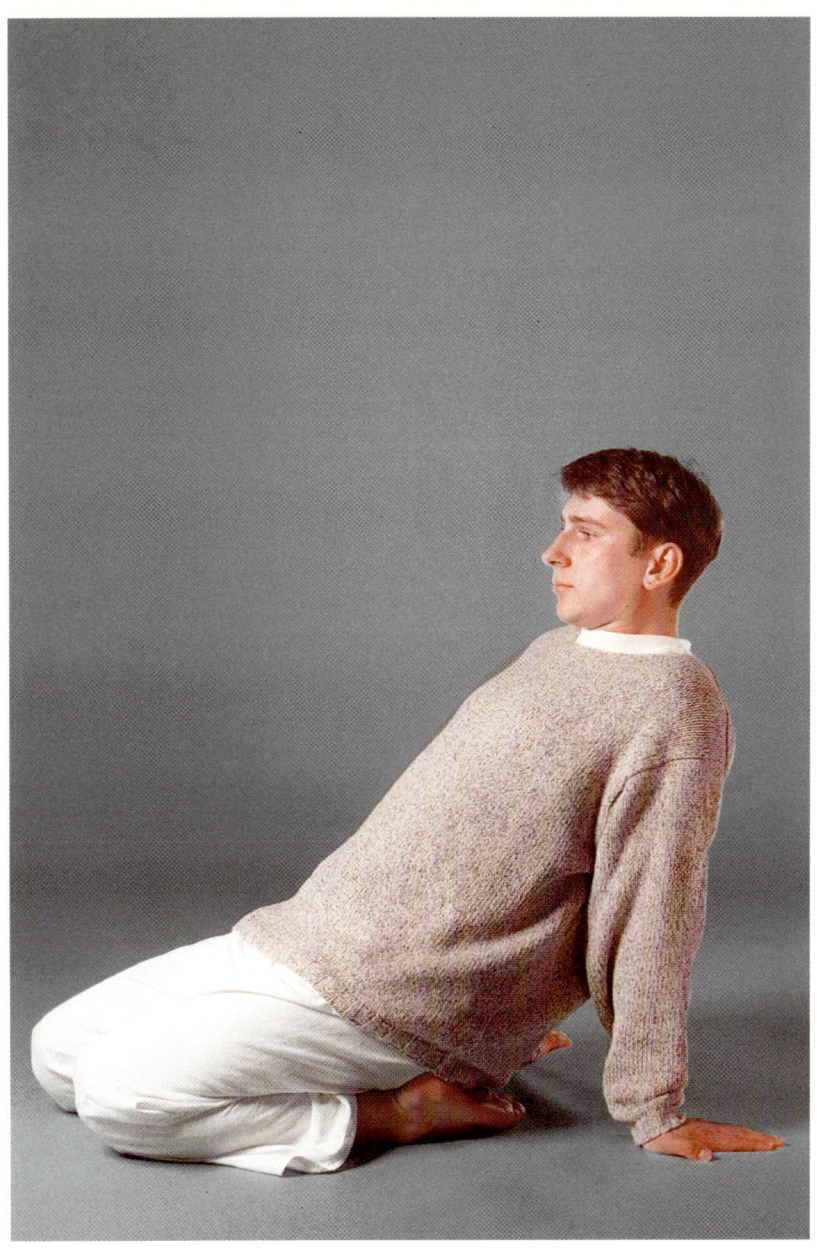

Abbildung 14

Vibrationsübung im Liegen

Legen Sie sich flach auf den Rücken. Die Arme liegen neben dem Körper auf dem Boden, die Handflächen zeigen dabei nach unten. Heben Sie beide Beine an, und geben Sie leichten Druck auf die Handflächen.

Nun heben Sie die Beine vertikal nach oben, die Knie werden dabei jedoch nicht durchgedrückt, sondern bleiben leicht gebeugt. Dehnen Sie die Fersen zur Decke, indem Sie die Zehen zum Körper ziehen. Spüren Sie die Anspannung, die in dieser Stellung entsteht.

Wahrscheinlich wird es zu Vibrationen in den Beinen und vielleicht sogar in der Bauchmuskulatur kommen. Lassen Sie dieses »Zittern« zu, atmen Sie tief durch, und halten Sie die Spannung mindestens eine halbe Minute lang, besser länger (15).

Bleibt Ihr Gesicht entspannt, oder bekommen Sie bei der Übung »Sorgenfalten«? Während Ihre Bauch- und Beinmuskulatur angespannt ist, können Sie dennoch die Gesichts- und Schultermuskulatur entspannen.

Wenn Sie Ihre Grenze erreicht haben, lassen Sie die Beine wieder sinken und legen sich flach auf den Rücken, um sich zu entspannen und der Übung nachzuspüren. Können Sie die verstärkte Durchblutung in Beinen und Bauch spüren? Spüren Sie auch, wie sich durch die Lösung der muskulären Anspannung psychische Spannungen abbauen und wie der Atem freier geworden ist? Nehmen Sie sich genügend Zeit, die Reaktionen Ihres Körpers auf die Übung wahrzunehmen.

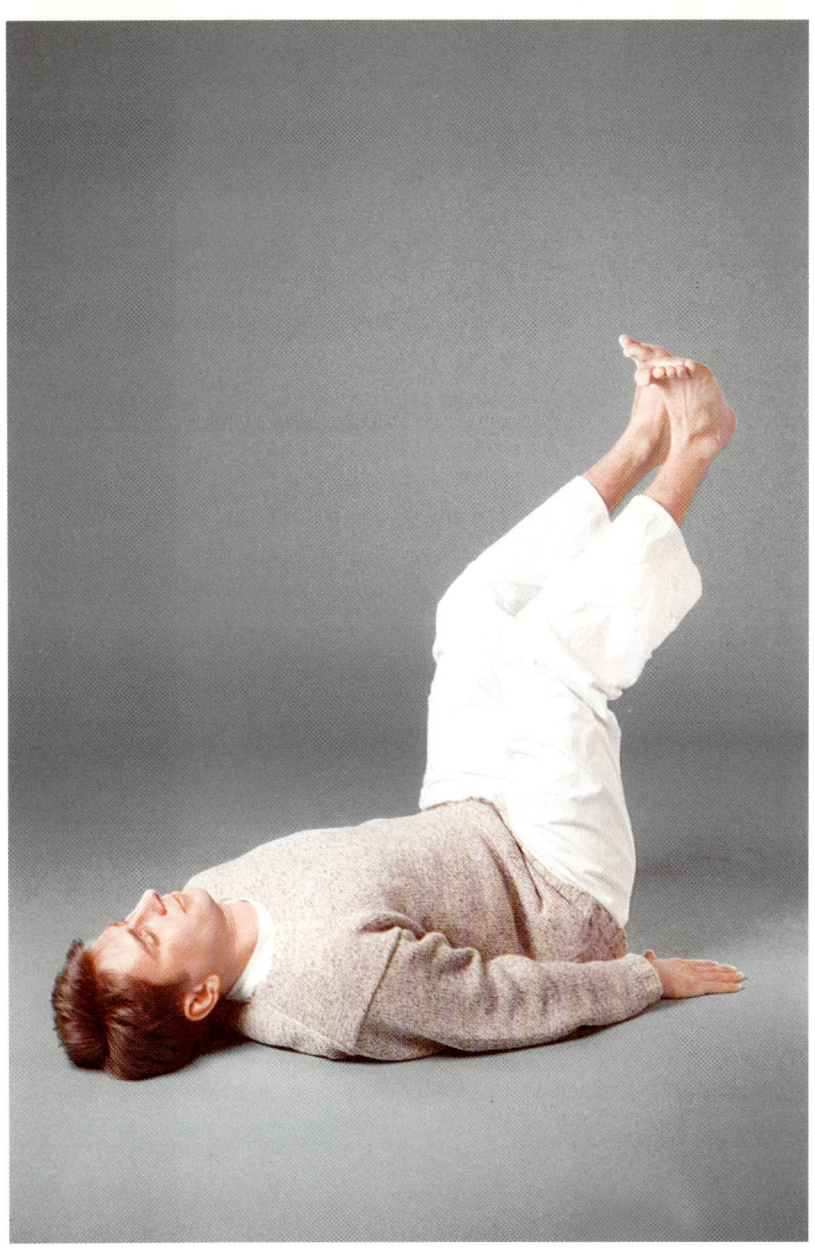

Abbildung 15

Vibrationsübung auf einem Bein

Auch die folgende Übung führt zu Vibrationen in den Muskeln, die zwar Ausdruck einer kurzfristigen Anspannung sind, letztlich jedoch zu mehr Entspannung und zur Befreiung körperlich-psychischer Blockaden führen. Stellen Sie sich in die Grundstellung, die Füße zeigen nach vorn. Heben Sie das rechte Bein etwas an, bis der Fuß in Kniehöhe des linken ist, und strecken Sie die Arme seitlich aus, um die Stellung besser ausbalancieren zu können.

Wenn Sie ein gutes Gleichgewicht erreicht haben, beugen Sie das linke Knie etwas und gehen leicht nach unten. Bleiben Sie mit dem linken Bein in dieser leichten Kniebeuge, und beobachten Sie, was geschieht.

Können Sie die Anspannung im linken Bein spüren? Lassen Sie den Atem tief ein- und ausströmen. Wenn die Übung anstrengend wird, können Sie das Ausatmen auch mit einem Stöhnen oder Seufzen kombinieren.

Bleiben Sie möglichst lang in dieser Stellung, und achten Sie darauf, ob Ihre Muskeln zu vibrieren beginnen. Lösen Sie die Stellung dann wieder, schütteln Sie das Bein kurz aus, und üben Sie mit dem anderen Bein (16).

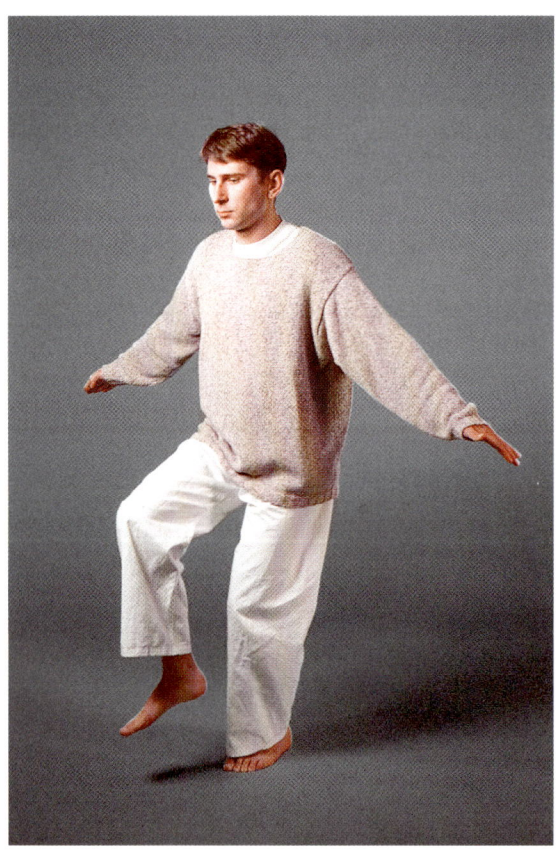

Abbildung 16

Bogen

Stehen Sie mit leicht gespreizten Beinen, und drehen Sie die Zehen etwas nach innen. Verlagern Sie Ihr Gewicht auf die Fußballen, und gehen Sie leicht in die Knie, wobei die Fußsohlen in Bodenkontakt bleiben.

Legen Sie nun Ihre Fäuste auf Ihre Kreuzbeingegend im unteren Rücken, üben Sie Druck gegen den Rücken aus, und schieben Sie das Becken leicht nach vorn, so daß die Vorderseite Ihres Körpers einen Bogen bildet. Der Kopf bleibt dabei in seiner Position und wird nicht in den Nacken gelegt (17).

Atmen Sie in dieser Stellung tief ein und aus. Lassen Sie zu, daß Ihr Bauch sich beim Einatmen weitet und beim Ausatmen entspannt. Beobachten Sie sich in dieser Stellung. Spüren Sie Schmerzen, die auf Steifheit deuten? Spüren Sie die Anspannung in den Beinen und das Geöffnetsein des Brustraumes?

Entspannen Sie dann vor allem Gesicht und Schultern, und halten Sie keinesfalls den Atem an. Wenn Ihre Grenze erreicht ist, lösen Sie die Stellung, entspannen sich und nehmen nach Möglichkeit sogleich die nächste Haltung ein, die einen guten Ausgleich zum Bogen bildet.

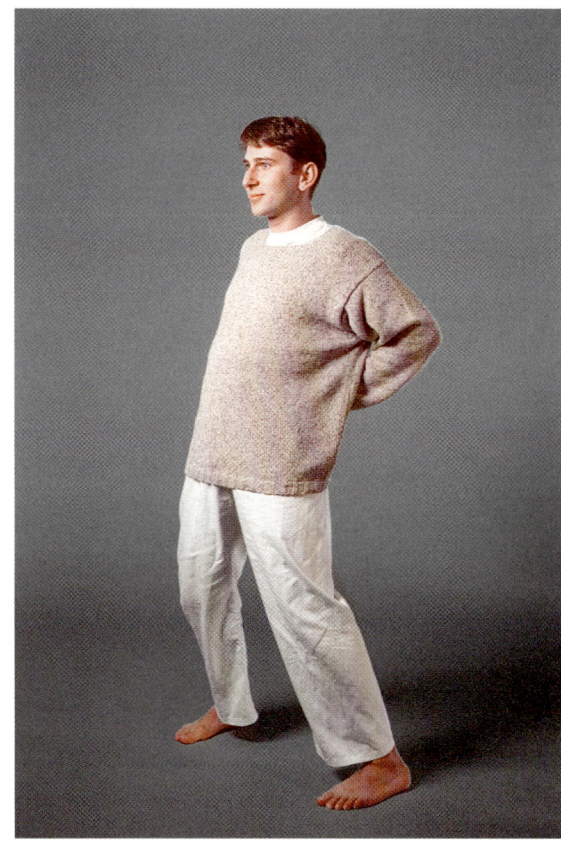

Abbildung 17

41

Beugeübung

Stehen Sie aufrecht, die Füße sind leicht nach innen gedreht und etwa schulterbreit auseinander. Beugen Sie nun den Oberkörper nach vorn, bis Sie den Boden mit den Fingerspitzen berühren. Das Gewicht bleibt dabei jedoch auf den Füßen, die Finger berühren den Boden nur leicht. Beugen Sie die Knie so weit durch, daß Sie den Boden bequem erreichen können.

Sobald Sie die Endstellung erreicht haben, können Sie die Rückseite der Beine leicht dehnen, indem Sie die Knie jetzt etwas weiter durchdrücken. Die Knie dürfen dabei jedoch keinesfalls ganz durchgedrückt werden, sondern sollen stets eine leichte Beugung beibehalten. Den Kopf lassen Sie einfach hängen (18).

Beobachten Sie sich in dieser Stellung. Kann Ihr Atem frei strömen, oder neigen Sie dazu, ihn anzuhalten? Kommt es zu Vibrationen in den Beinen? Spüren Sie Schmerzen im Rücken, die zeigen, daß Sie in diesem Bereich unflexibel sind, oder bereitet Ihnen die Übung keine Schwierigkeiten – ja fühlt sie sich vielleicht sogar angenehm an?

Achten Sie auch darauf, daß Nacken, Schultern und die Gesichtsmuskeln entspannt sind. Bleiben Sie während der ganzen Übung mit den Fußflächen auf dem Boden, und versuchen Sie, den Energiefluß zwischen dem Boden und den Füßen und Beinen zu spüren. Richten Sie sich dann ganz langsam auf, und entspannen Sie sich.

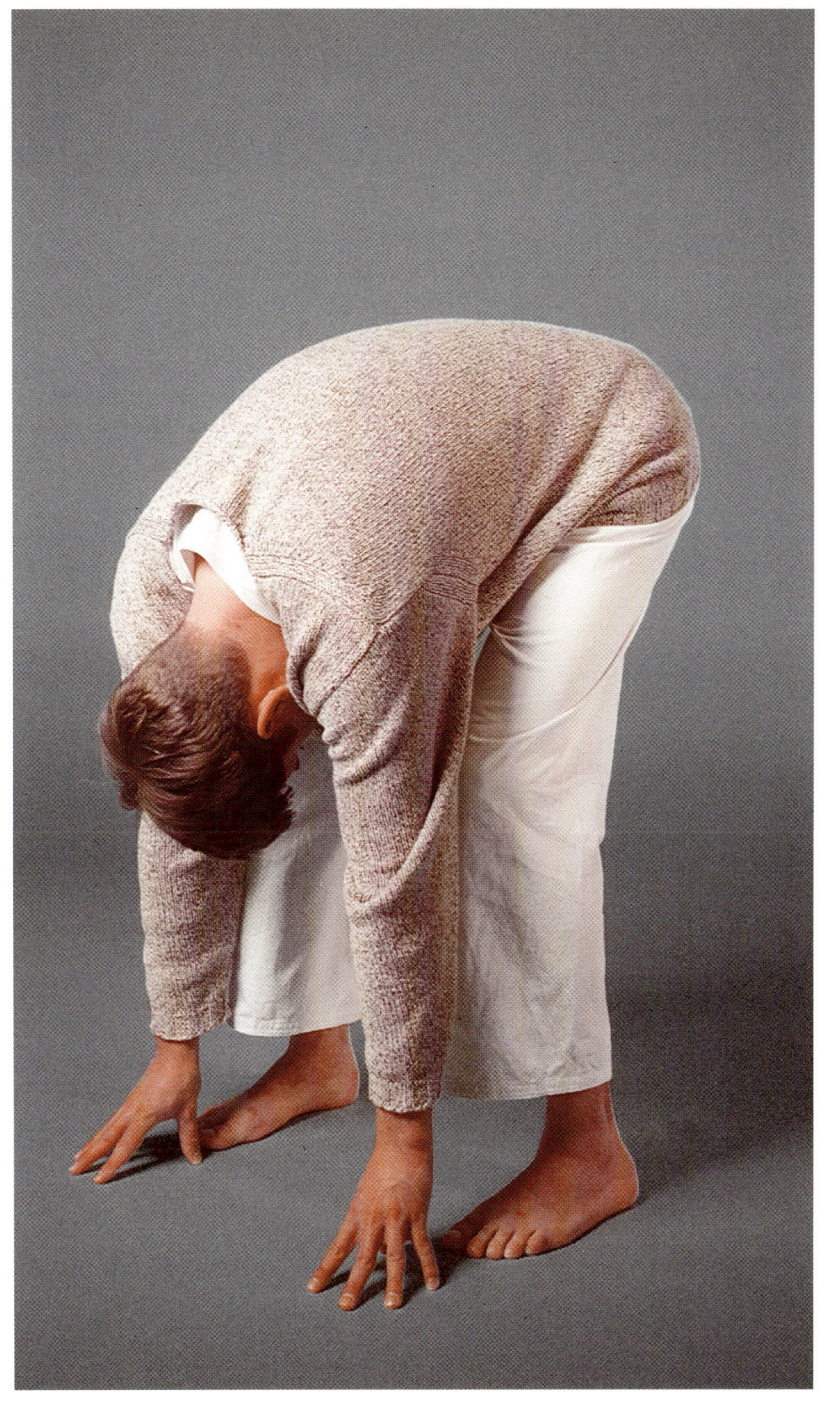

Abbildung 18   43

Armkreisen

Stellen Sie sich aufrecht hin, die Füße sind parallel, die Beine leicht gespreizt. Als nächstes heben Sie die Arme seitlich vom Körper ab, bis sie in der Waagrechten sind. Beginnen Sie nun damit, beide Arme in kleinen Kreisen nach vorn zu bewegen. Machen Sie die Kreisbewegungen nicht zu langsam, und vergrößern Sie die Kreise allmählich (19).

Atmen Sie durch den Mund, und beobachten Sie, wie der Atem sich durch das Armkreisen vertieft. Können Sie während der Übung in den Schultern locker bleiben? Das Armkreisen sollte Sie keine Mühe kosten.

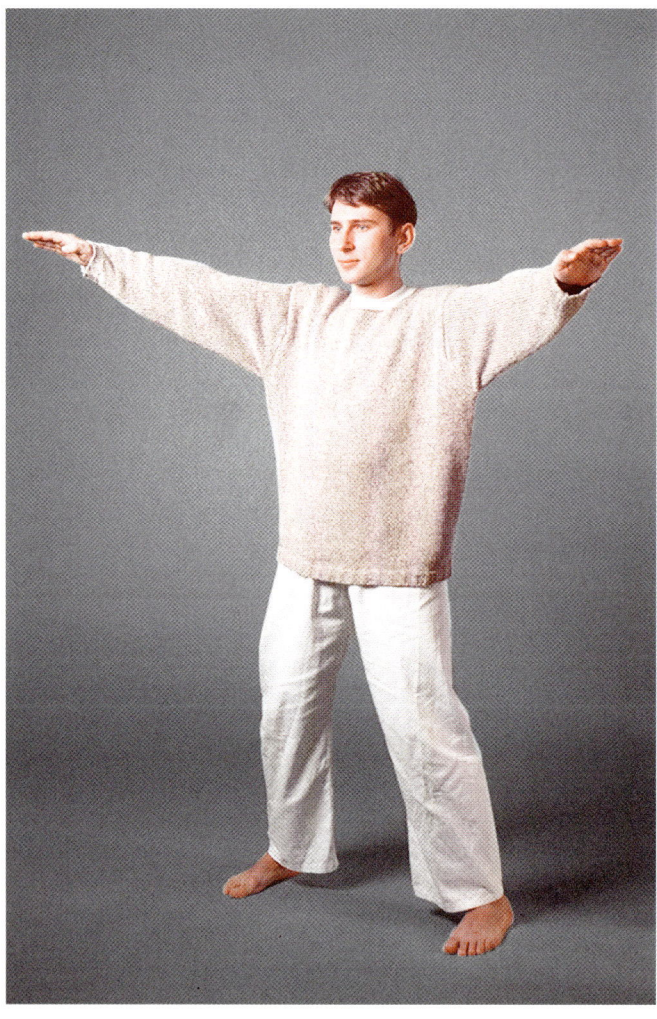

Abbildung 19

Wenn Sie die Übung eine Zeitlang ausgeführt haben, lassen Sie die Arme sinken, entspannen sich kurz und wiederholen das Ganze dann noch einmal, wobei Sie die Arme diesmal in die andere Richtung kreisen lassen. Beginnen Sie aber wiederum mit sehr kleinen Kreisbewegungen, die Sie dann allmählich größer werden lassen (20).

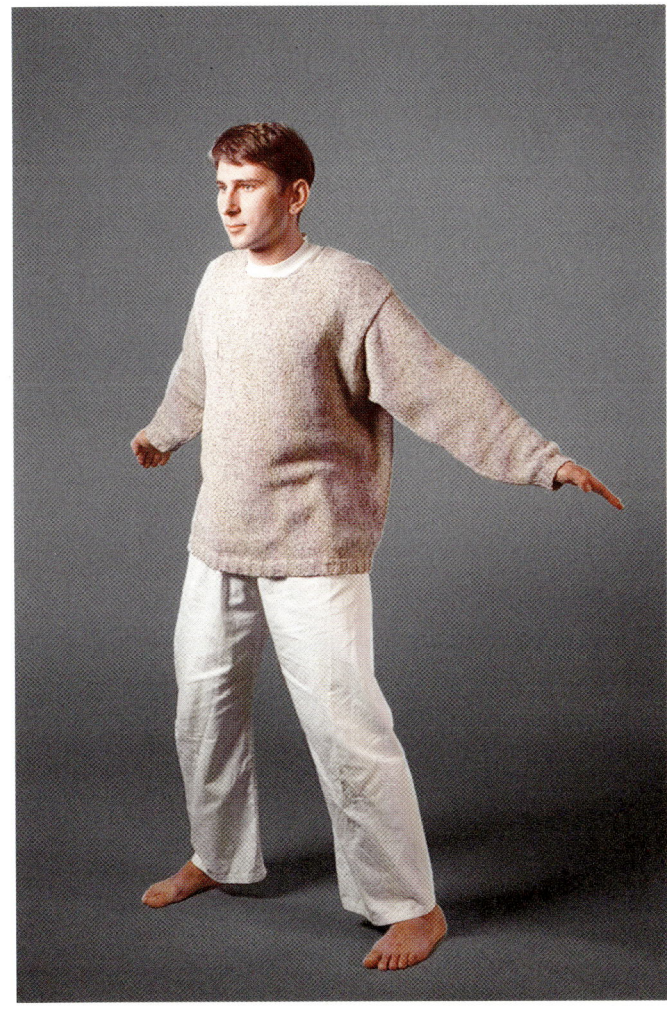

Abbildung 20

Schulterkreisen

Die nächste Übung können Sie im Stehen oder auch im Sitzen ausführen. Sie eignet sich sehr gut, um Verspannungen in den Schultern zu lockern.

Stehen oder sitzen Sie, doch achten Sie in jedem Fall darauf, daß Ihre Wirbelsäule aufrecht ist und der Nacken leicht gedehnt. Entspannen Sie die Schultern zunächst, und beobachten Sie die Atembewegung im Bauch. Ziehen Sie nun einige Male die Schultern nach oben, und lassen Sie sie dann wieder fallen.

Beginnen Sie anschließend damit, die Schultern zu kreisen. Beschreiben Sie mit den Schultern große Kreise nach vorn. Wiederholen Sie dies mindestens zehnmal, und kreisen Sie die Schultern dann auch nach hinten (21).

Empfinden Sie die Übung als anstrengend, oder fällt Sie Ihnen leicht? Können Sie während der Kreisbewegungen Verspannungen und schmerzhafte Stellen im Schulterbereich oder im oberen Rücken spüren? Gelingt es Ihnen, diese Verspannungen mit dem Kreisen loszulassen, oder halten Sie sie nach wie vor fest? Fällt es Ihnen schwer, die Arme während der Übung locker zu lassen?

Spüren Sie nach, was das Schulterkreisen bewirkt hat. Fühlen sich die Schultern wärmer an? Wie fühlen Sie sich nach dieser Übung?

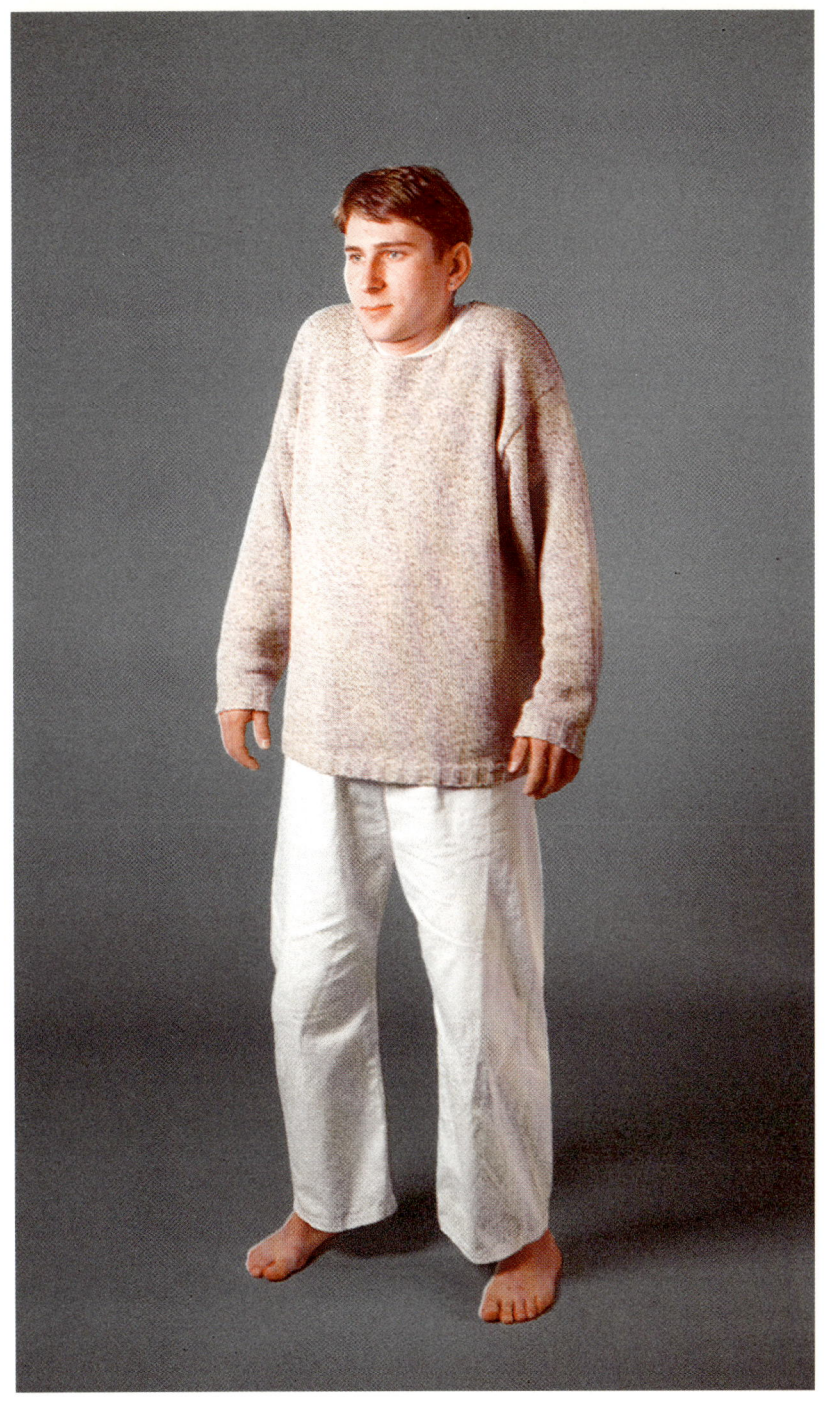

Abbildung 21

Nackendehnung

Setzen Sie sich in den Fersensitz. Wenn Ihnen diese Stellung Schwierigkeiten bereitet, können Sie sich auch im Schneidersitz auf den Boden setzen; die Wirbelsäule sollte aber aufrecht sein. Verschränken Sie dann die Hände hinter dem Nacken, und bringen Sie die Ellbogen nach vorn, so daß die Unterarme am Kopf anliegen (22).

Üben Sie nun einen leichten Zug mit den Händen aus, so daß der Kopf in Richtung Brust gezogen wird. Beugen Sie dabei jedoch lediglich die Halswirbelsäule; der restliche Rücken bleibt aufgerichtet. Gehen Sie nicht über Ihre persönliche Dehnungsgrenze hinaus.

Erleben Sie sich in dieser Stellung. Können Sie die Dehnung im Nacken und im oberen Rücken spüren? Lassen Sie Ihren Atem strömen, oder neigen Sie dazu, ihn anzuhalten? Bleiben Sie einige Zeit in dieser Dehnung, und spüren Sie, wie das tiefe Atmen die Übung erleichtert. Lösen Sie die Hände anschließend, und bringen Sie den Kopf wieder nach oben zurück.

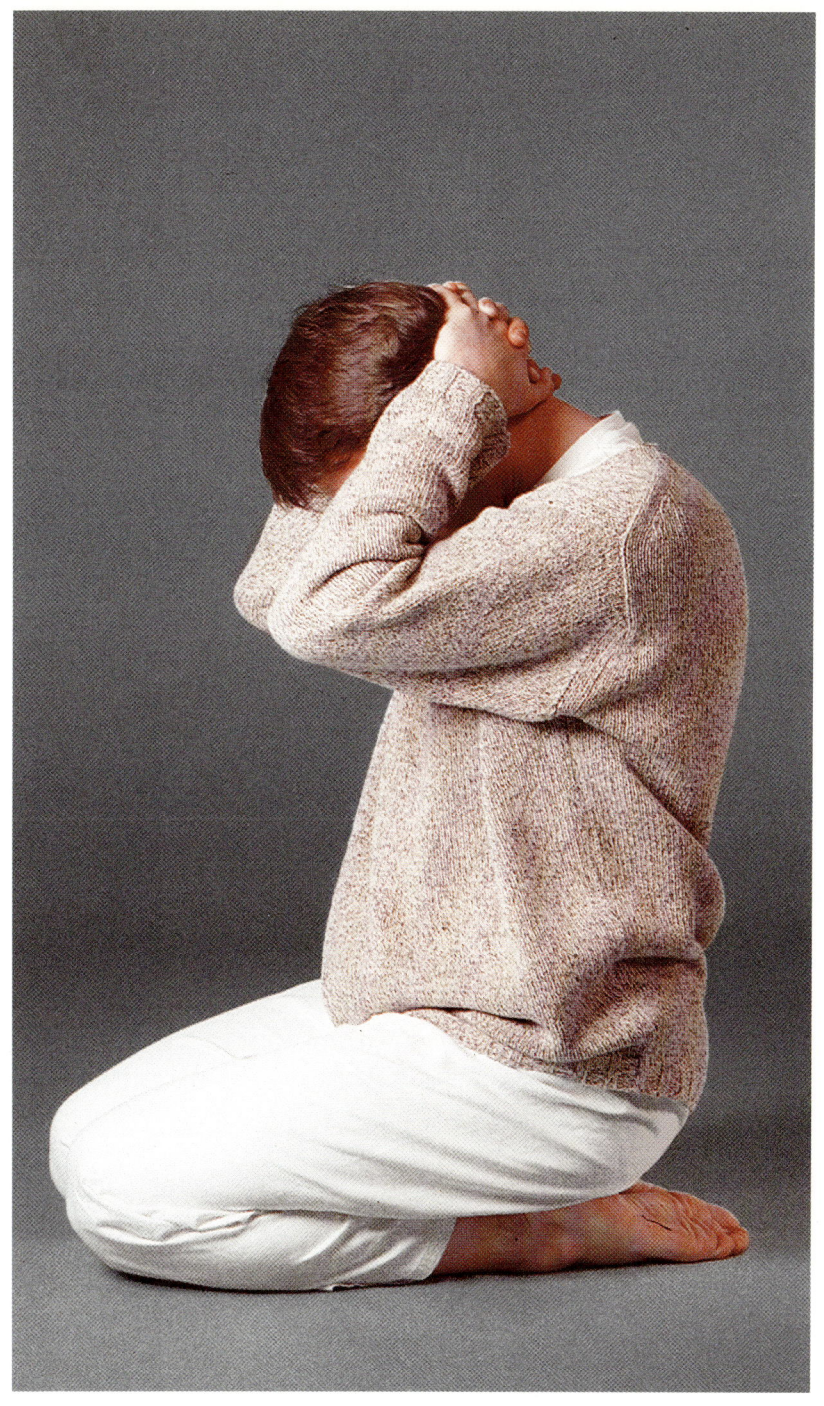

Abbildung 22

Handdehnung

Die folgende Übung können Sie entweder im Fersen- oder im Schneidersitz ausführen, je nachdem, wie es Ihnen angenehmer ist.

Während Sie aufrecht sitzen, falten Sie die Hände wie zum Gebet vor der Brust, spreizen jedoch die Finger. Aus dieser Position drehen Sie die Fingerspitzen nun so weit wie möglich zur Brust, dabei lösen sich die Handflächen voneinander, die Finger bleiben jedoch in Kontakt (23).

Üben Sie Druck auf die Finger aus, so daß sie fest gegeneinander gepreßt werden, gleichzeitig strecken Sie die Ellbogen langsam aus, so daß die Finger sich von der Brust entfernen. Übertreiben Sie jedoch nicht, und beachten Sie Ihre persönliche Dehnungsgrenze.

Atmen Sie in dieser Stellung tief durch, entspannen Sie die Schultern und das Gesicht, und halten Sie die Stellung mindestens eine halbe Minute lang, besser länger.

Spüren Sie die starke Spannung in den Händen und Armen? Vielleicht spüren Sie auch, wie einige andere Muskeln Ihres Körpers sich in dieser Streßhaltung anspannen. Versuchen Sie, diese unnötigen Anspannungen bewußt loszulassen.

Lösen Sie die Stellung dann wieder, und legen Sie die Hände mit den Handflächen nach oben auf die Oberschenkel. Spüren Sie in Ihre Handflächen hinein. Haben Sie das Gefühl, daß Ihre Hände warm und durchpulst sind? Vielleicht spüren Sie sogar, wie Ihre Handflächen Energie ausstrahlen. Ist Ihr Atem ruhig und entspannt? Erspüren Sie, was sich in den Händen und Armen verändert hat, und vergleichen Sie ihren jetzigen Zustand mit dem vor der Übung.

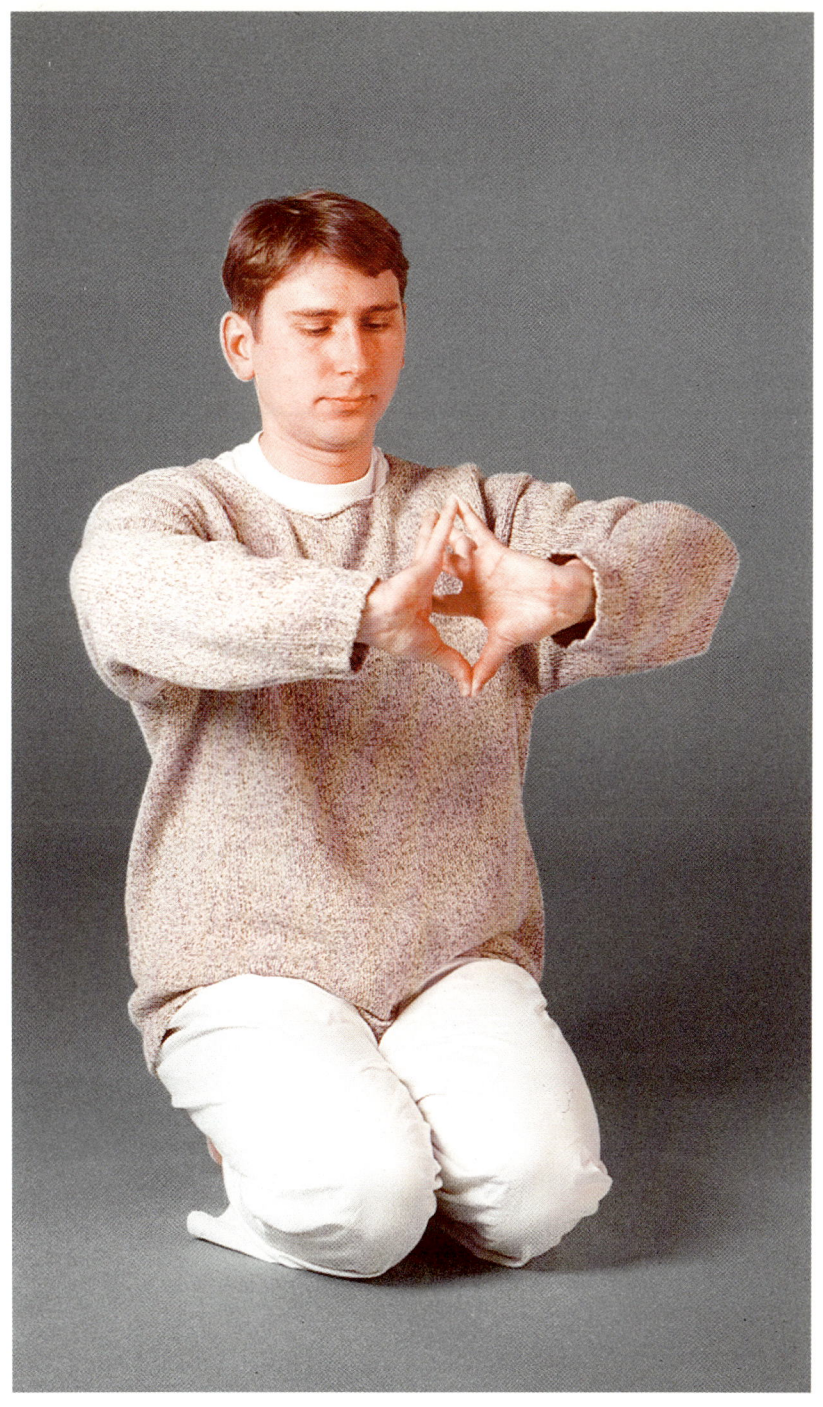

Abbildung 23　　　　　　　　　　　　　　　　　51

Entspannungsübungen

Die folgenden Übungen eignen sich als Abschlußübungen für ein Übungsprogramm, sie können jedoch auch zwischen den einzelnen Bioenergetikübungen eingebaut werden, da sie den Körper hervorragend entspannen. Auch bei seelischen Anspannungen sind diese Entspannungsübungen zu empfehlen, beispielsweise zum Abbau von Streß vor dem Schlafengehen.

Das schlafende Kind

Knien Sie sich im Fersensitz auf den Boden. Neigen Sie den Oberkörper nach vorn, bis Ihre Stirn den Boden vor den Knien berührt. Legen Sie die Arme längs neben die Beine, wobei die Handflächen nach oben zeigen. In dieser Stellung berührt Ihr Bauch die Oberschenkel, und der Rücken ist sanft gedehnt (24).

Schließen Sie die Augen, und entspannen Sie sich. Überprüfen Sie, ob Ihr Atem nach wie vor in den Bauch strömt, und ob Ihre Bauchdecke beim Einatmen einen sanften Druck gegen die Oberschenkel ausübt. Vielleicht weicht der Atem aber auch in die Flanken und den Rücken aus. Greifen Sie nicht willentlich ein, sondern beobachten Sie sich nur.

Können Sie Ihr Körpergewicht vertrauensvoll an die Erde abgeben, oder halten Sie sich in einigen Bereichen fest? Spüren Sie, wie Ihr Kopf verstärkt durchblutet wird? Fühlt sich dies angenehm an?

Versuchen Sie, mit jeder Ausatmung belastende Gedanken an die Erde abzugeben. Wie fühlen Sie sich in dieser Haltung? Beobachten Sie die Gefühle, die in Ihnen aufsteigen, doch werten Sie sie nicht. Auf diese Weise können Sie die Übung zu einer kleinen Meditation machen, die eine höhere geistige Klarheit zur Folge haben wird.

Wenn Sie die Übung abbrechen möchten, so richten Sie sich ganz langsam auf, wobei Sie zuerst die untere Wirbelsäule und erst ganz zum Schluß den Kopf heben.

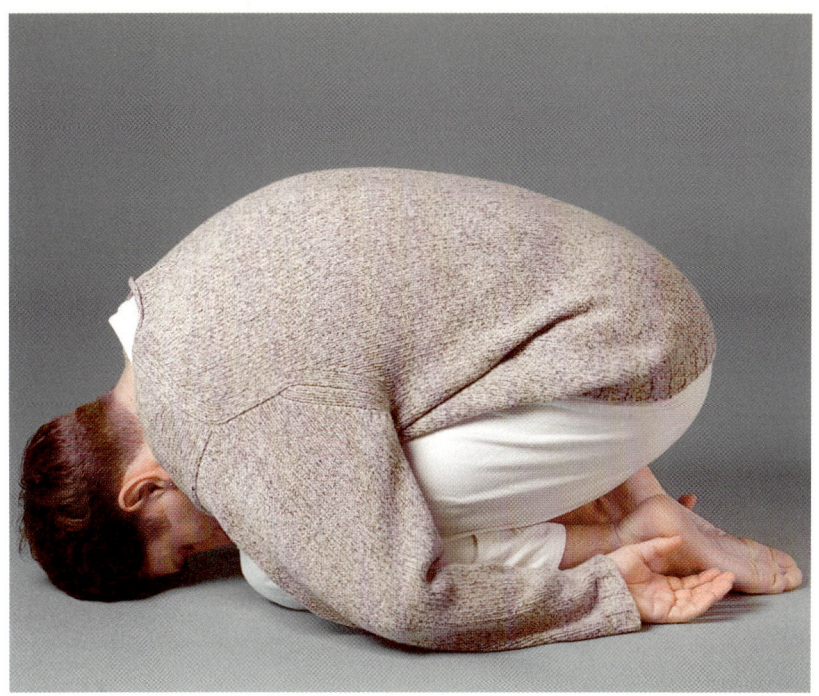

Abbildung 24

Gruß an die Erde

Der »Gruß an die Erde« ist eine Variation zur vorigen Übung. Sie ermöglicht eine tiefere Bauchatmung, erfordert aber andererseits etwas Kraft in den Oberschenkeln. Probieren Sie beide Übungen aus, und finden Sie heraus, bei welcher von beiden Sie sich besser entspannen können.

Gehen Sie zunächst wieder auf die Knie, und lassen Sie den Oberkörper nach vorn sinken, ohne sich auf Ihre Unterschenkel zu setzen. Legen Sie die Ellbogen waagrecht auf den Boden, dabei liegen die Hände flach aufeinander, die linke Handfläche auf dem Boden, die rechte auf dem linken Handrücken. Ihren Kopf legen Sie mit der Stirn auf die Handrücken (25).

Gehen Sie in dieser Stellung leicht ins Hohlkreuz, so daß Sie die Bauchatmung bewußter erleben können, doch übertreiben Sie die Biegung nicht.

Die Knie und Füße sind einige Zentimeter auseinander, die Oberseite der Zehen berührt den Boden. Die Kontaktpunkte zum Boden sind also die Unterarme und Handflächen, die Knie und der obere Teil der Fußrücken.

Bleiben Sie mindestens eine Minute lang in dieser Stellung. Atmen Sie tief in den Bauch, und spüren Sie, wie sich der Beckenboden bei jeder Einatmung weitet. Entspannen Sie Ihr Gesicht, die Schultern und den Rücken. Spüren Sie auch den Kontakt zur Erde. Versuchen Sie in dieser Haltung, belastende Gedanken loszulassen und sich tief zu entspannen.

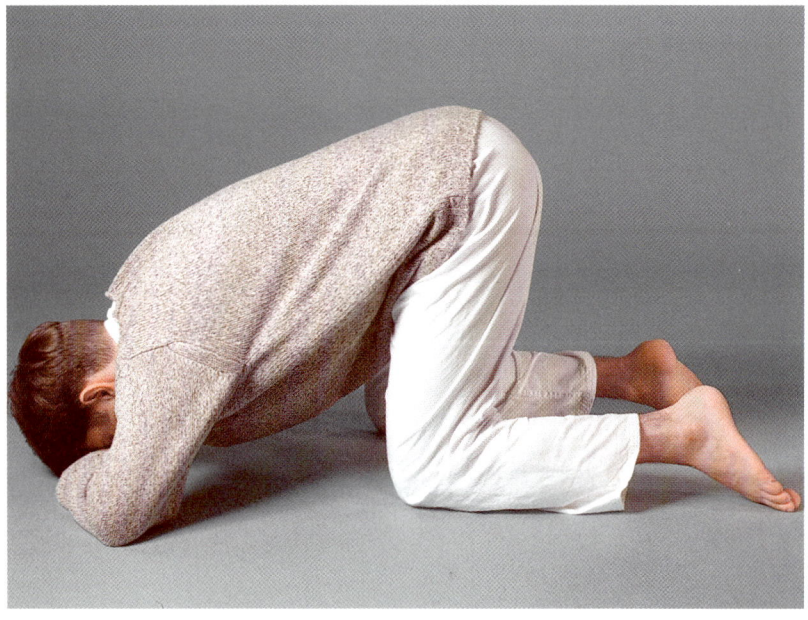

Abbildung 25

Die Knie umarmen

Auch die folgende Übung eignet sich besonders gut, um sich nach einem Bioenergetik-Programm zu entspannen. Aber auch für zwischendurch, besonders nach langem Sitzen, empfiehlt sich diese Übung, die sehr entspannend für den unteren Rücken ist und die auch leichte Rückenschmerzen zu lindern vermag.

Legen Sie sich zunächst flach auf den Rücken, und ziehen Sie die Knie langsam in Richtung Brust. Die Beine bleiben dabei geschlossen. Umarmen Sie Ihre Knie, indem Sie sie mit den verschränkten Händen umfassen. Schließen Sie die Augen, und halten Sie Ihre Beine in dieser Position (26).

Sie können die Entspannung noch fördern, indem Sie Ihr Gesäß auf ein festes und relativ flaches Kissen legen, so daß es etwas höher zu liegen kommt.

Es ist wichtig, daß Sie Ihre Knie in dieser Stellung nicht an die Brust ziehen, sondern sie lediglich entspannt halten. Es geht hier nämlich nur um eine sanfte, passive Dehnung, die in dieser Haltung von selbst stattfindet und bei der Sie nichts hinzutun müssen.

Atmen Sie in dieser Stellung ganz entspannt, und beobachten Sie, wohin der Atem geht. Spüren Sie die leichte Dehnung im unteren Rücken? Vielleicht werden Ihnen in dieser Stellung die ein oder anderen Verspannungen bewußt. Falls Sie Schmerzen verspüren, deutet dies auf Verspannungen oder Probleme in der unteren Wirbelsäule hin. Versuchen Sie, die Anspannungen und die Schmerzen durch tiefes Atmen abzugeben. Atmen Sie auch einmal durch den Mund, und beobachten Sie, was sich dabei verändert. Können Sie spüren, wie Ihr Atem in den unteren Rückenbereich hineinströmt und daß sich dieser Bereich warm und durchpulst anfühlt?

Halten Sie diese Stellung mindestens zwei bis drei Minuten. Beenden Sie die Übung dann, indem Sie Ihre Knie wieder loslassen und Ihre Füße auf dem Boden langsam nach vorne gleiten lassen, bis die Beine wieder ausgestreckt sind.

Nach einer kurzen Pause können Sie die Übung noch einmal wiederholen oder eine Variante ausführen: Dazu ziehen Sie die Beine nochmals an und umgreifen die Knie wiederum mit Ihren Händen. Erweitern Sie die Übung nun, indem Sie den Kopf langsam von links nach rechts drehen. Führen Sie diese Kopfbewegung sehr vorsichtig und einfühlsam aus.

Bleibt Ihr Gesicht dabei entspannt? Oder können Sie noch unnötige Verspannungen im Gesicht, etwa in der Stirn, im Augen- oder Mundbereich wahrnehmen und auflösen? Was macht Ihr Atem während der Kopfbewegung? Können Sie Ihn weiterhin frei fließen lassen?

Diese Variation lockert die Nackenmuskulatur und ist deshalb auch besonders bei Kopfschmerzen zu empfehlen, die eine verspannte Muskulatur zu Ursache haben.

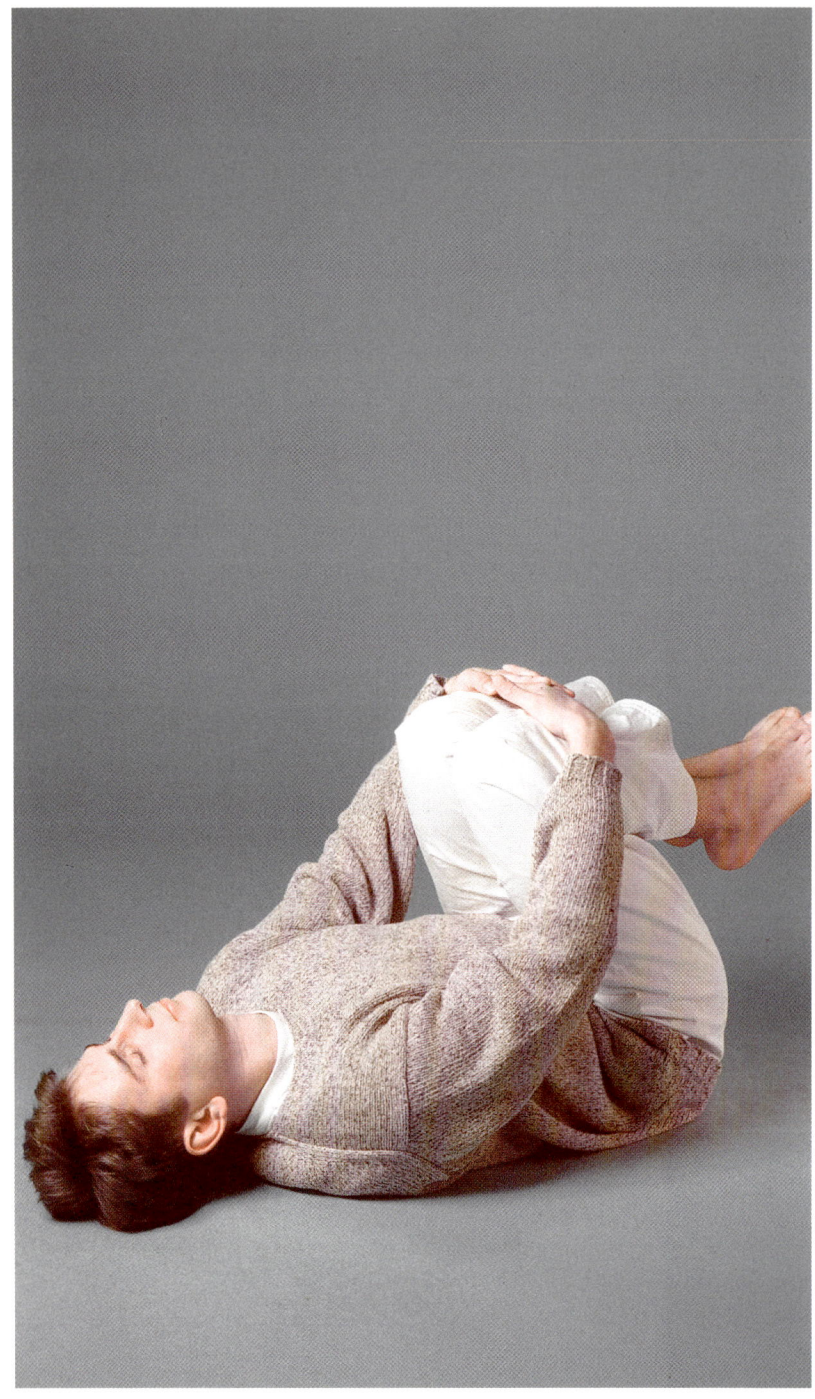

Abbildung 26

Rückenrollen

Die folgende Übung entspannt besonders den Rücken. Sie macht auf verspannte und harte Stellen im Rücken aufmerksam. Üben Sie das Rückenrollen jedoch immer auf einer weichen Unterlage.

Setzen Sie sich mit geschlossenen, angezogenen Beinen auf den Boden, und verschränken Sie die Hände unter den Kniekehlen. Heben Sie die Füße etwas vom Boden ab, und versuchen Sie zunächst, in dieser Stellung das Gleichgewicht zu halten (27).

Sobald dies gelingt, drücken Sie Ihr Kinn sanft zur Brust und machen den Rücken möglichst rund. Schaukeln Sie zunächst leicht vor und zurück. Rollen Sie dann mit Schwung nach hinten, bis nur noch der obere Rücken den Boden berührt, und anschließend sogleich wieder in die Ausgangsstellung.

Wiederholen Sie das Vor- und Zurückrollen einige Male. Versuchen Sie dabei, im Rücken locker zu bleiben. Lassen Sie den Atem frei strömen, und beachten Sie, daß der Rücken während der ganzen Übung auch wirklich rund bleibt.

Legen Sie sich anschließend flach auf den Rücken, und spüren Sie, was sich in Ihrem Rücken verändert hat. Fühlt er sich wärmer und durchbluteter an? Können Sie immer noch Verspannungen und Schmerzen spüren, oder fühlt sich Ihr Rücken jetzt schon sehr locker und entspannt an?

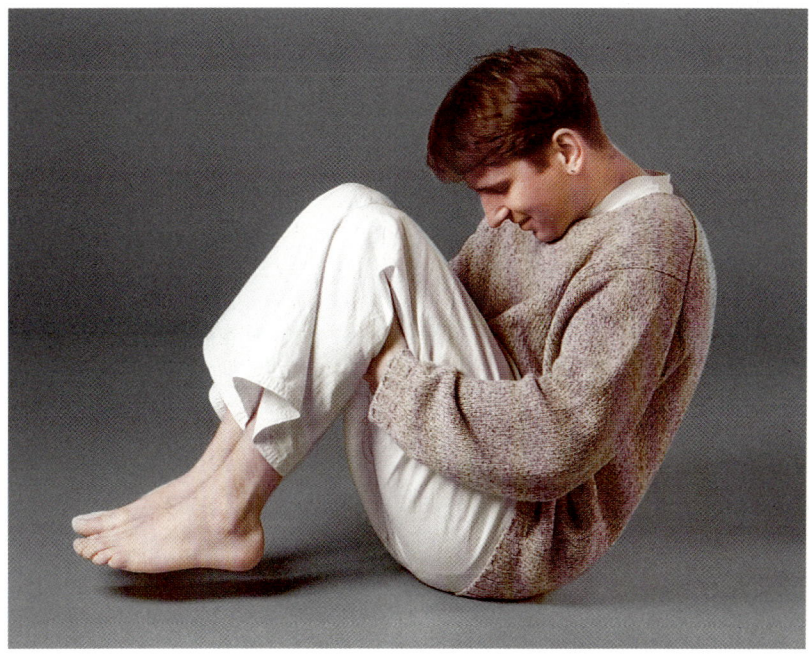

Abbildung 27

Sich »hängen lassen« und aufrichten

Stehen Sie in der Grundstellung, die Füße zeigen nach vorn und sind parallel ausgerichtet, die Wirbelsäule ist aufrecht. Geben Sie nun noch etwas mehr in den Knien nach als bei der Grundstellung üblich. Lassen Sie den Oberkörper sanft nach vorn sinken, bis Ihre persönliche Dehnungsgrenze erreicht ist. Kopf, Arme und Schultern hängen dabei ganz passiv (28).

Atmen Sie in dieser Stellung tief und bewußt. Spüren Sie die Durchblutung des Kopfes, entspannen Sie den Rücken und achten Sie darauf, daß Sie einen guten Kontakt zum Boden haben und daß die Füße den Boden mit der ganzen Sohle berühren.

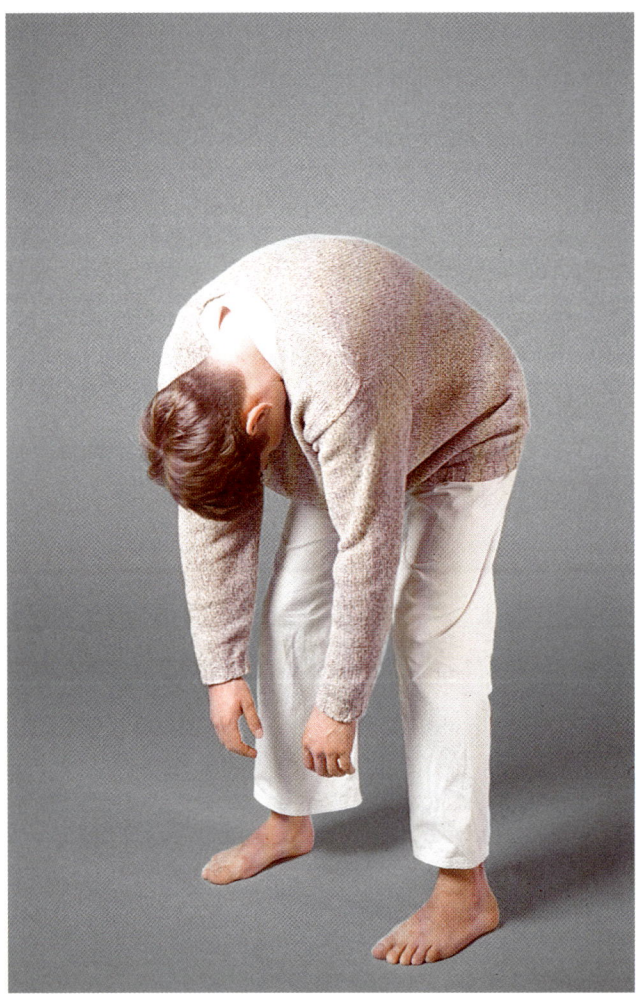

Abbildung 28

Nach etwa einer halben Minute, in der Sie sich »hängen lassen«, beginnen Sie nun mit dem Aufrichten. Hierbei ist es wichtig, daß Sie die Wirbelsäule von unten her, also Wirbel für Wirbel aufrollen. Die Arme und der Kopf bleiben dabei passiv hängen. Erst wenn die Lenden- und Brustwirbelsäule aufgerichtet ist, richtet sich auch noch die Halswirbelsäule auf, bis Sie wieder aufrecht stehen (29).

Nehmen Sie sich für das Aufrichten genügend Zeit, am besten ist es, wenn Sie dabei das Gefühl einer Zeitlupenbewegung haben. Entspannen Sie sich anschließend im Stehen, wobei Sie die Augen schließen und den Kontakt zum Boden spüren.

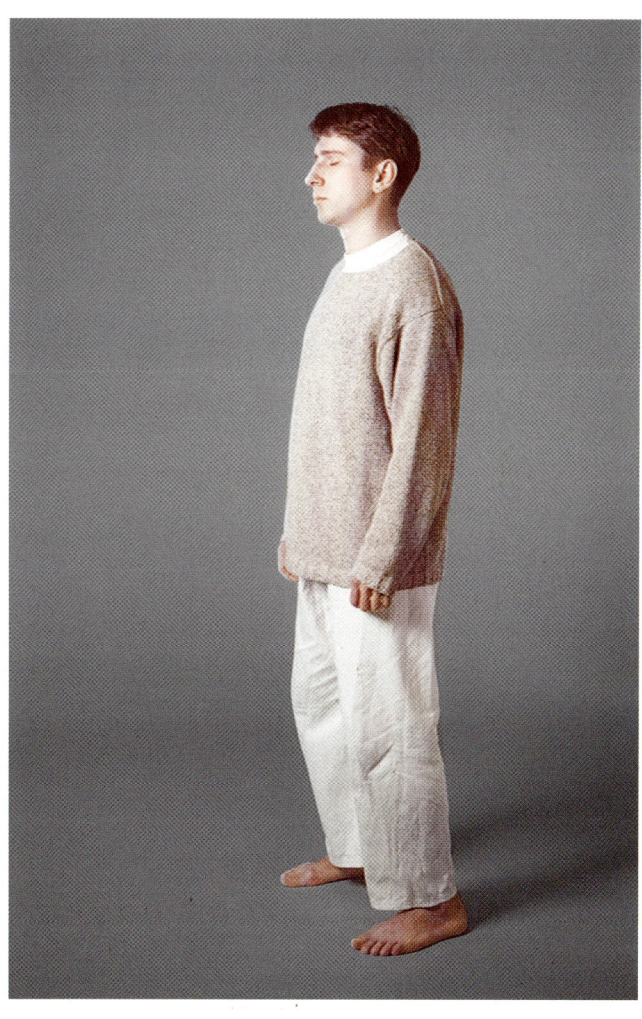

Abbildung 29

Schneidersitz

Obwohl die folgende Übung recht einfach anmuten mag, ist doch auch sie eine gute Entspannungshaltung, die den Kontakt nach innen erleichtert und zu tiefer körperlich-seelischer Ruhe führen kann, wenn sie bewußt durchgeführt wird.

Setzen Sie sich in den Schneidersitz. Es ist empfehlenswert, sich auf eine zusammengerollte Decke oder ein bis zwei feste Kissen zu setzen, damit das Becken erhöht wird, was die Aufrichtung der Wirbelsäule erleichtert.

Für die richtige Ausführung des Schneidersitzes sind einige Punkte zu beachten: Diese Haltung sollte einerseits mit weitgehend entspannter Muskulatur, andererseits jedoch mit »Kraft im Rücken« ausgeführt werden. Entspannen Sie alle Muskeln, die nicht direkt am Sitzen beteiligt sind. Insbesondere die Gesichtsmukeln, die Schultern und Arme, aber auch die Beine und Füße bleiben entspannt. Die Hände liegen mit den Handflächen auf den Knien, die Augen sind geschlossen (30).

Indem Sie das Becken leicht nach hinten kippen, etwas Kraft in den unteren Rücken geben und das Kinn leicht zur Brust ziehen, sorgen Sie für eine aufrechte Haltung der Wirbelsäule. Verbinden Sie sich mit der Erde. Spüren Sie die Sitzbeinhöcker, und stellen Sie sich vor, Sie würden Energie aus der Erde »tanken«.

Lassen Sie Ihren Atem in den Bauch fließen. Ihre entspannte Bauchdecke sollte sich beim Einatmen wölben und beim Ausatmen wieder einsinken.

Können Sie in dieser Haltung Verspannungen im Rücken spüren? Wenn ja, so versuchen Sie, diese Anspannungen mit einer vertieften Ausatmung in Form eines Seufzens oder Stöhnens loszulassen.

Erleben Sie sich in dieser aufrechten, kraftvollen und doch entspannten Haltung. Können Sie erleben, wie es sich anfühlt, ganz wach und doch gelöst zu sein? Wahrscheinlich kommen auch die Gefühle und Gedanken in dieser Haltung zur Ruhe, und Sie können sich dabei körperlich, seelisch und geistig entspannen, so daß Sie nach dieser Übung wieder voll neuer Energie sind.

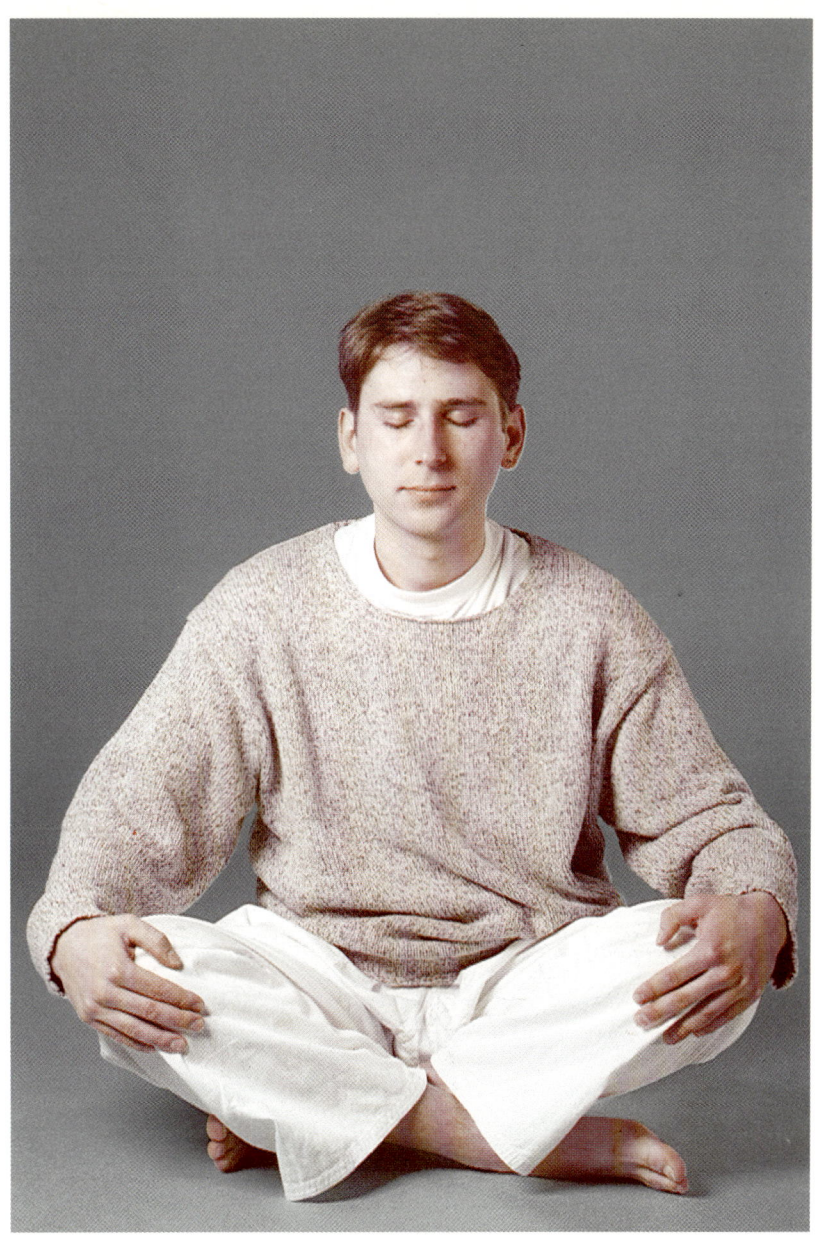

Abbildung 30

Atemübungen

Die folgenden Übungen dienen vor allem dazu, sich des Atems und der Atembewegungen bewußt zu werden. In der Bioenergetik geht es jedoch nicht darum, den Atem zu verändern oder gar zu forcieren. Das Erleben der eigenen Atmung hat für viele Menschen etwas sehr Beruhigendes und gleichzeitig Befreiendes.

Falls Sie Ihren Atem anfangs noch nicht sehr deutlich spüren sollten, so machen Sie sich nichts daraus. Die Entdeckung des Atems braucht manchmal etwas Zeit, aber mit den folgenden Übungen werden Sie schnell Fortschritte machen.

Bauchatmung

Legen Sie sich auf den Rücken, stellen Sie die Beine auf, die Fußsohlen berühren den Boden, Füße und Beine sind leicht geöffnet. Legen Sie nun Ihre Hände auf den Bauch, eine Hand unterhalb, die andere oberhalb des Bauchnabels (31).

Entspannen Sie sich, und erspüren Sie die Atembewegung. Können Sie fühlen, wie sich der Bauch beim Einatmen sanft dehnt und nach außen wölbt und wie er beim Ausatmen wieder zusammensinkt?

Forcieren Sie diese Atembewegung jedoch nicht, sondern beobachten Sie sie lediglich. Wenn die Bewegung kaum wahrnehmbar ist, so macht dies auch

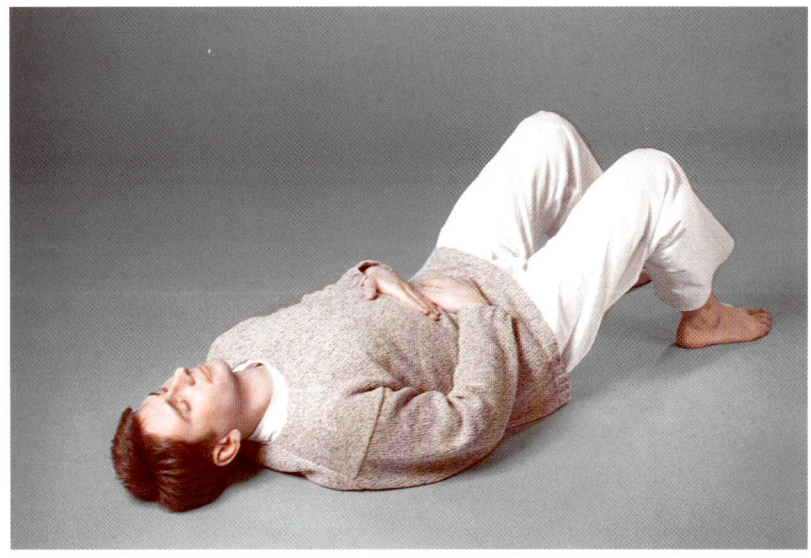

Abbildung 31

nichts. Lassen Sie sich einfach etwas Zeit. Spüren Sie die Wärme der Hände und den Kontakt zwischen Händen und Bauch. Atmen Sie durch die Nase, vertiefen Sie jedoch den Atem nicht willentlich.

Obere Atmung

Obwohl die Bauchatmung die natürlichste Atemform ist, kann der Atem auch in vielen anderen Atemräumen stattfinden. So beispielsweise im Rücken, aber auch in Brust, Flanken und im Kehlbereich.

Um den Atem im oberen Bereich zu erleben, liegen Sie in derselben Ausgangsstellung wie bei der Bauchatmung, nur legen Sie diesmal eine Hand auf die Mitte der Brust, die andere sanft um den Hals. Auch hierbei brauchen Sie die Atmung nicht zu forcieren, da es allein durch den Kontakt der Hände mit dem Oberkörper zu einer Verlagerung des Atems nach oben hin kommen wird (32).

Spüren Sie, wie sich Brust und Flanken beim Einatmen dehnen und wie Sie beim Ausatmen wieder weich nachgeben. Können Sie den Kehlbereich als Atemraum wahrnehmen?

Öffnen Sie den Mund ein wenig, und atmen Sie nun durch den Mund ein und aus. Spüren Sie, wie Ihre Kehle, Ihre Brust und die Flanken weit werden und sich zunehmend belebt anfühlen? Tauchen bei dieser Form der Atmung andere Gefühle in Ihnen auf als bei der Bauchatmung?

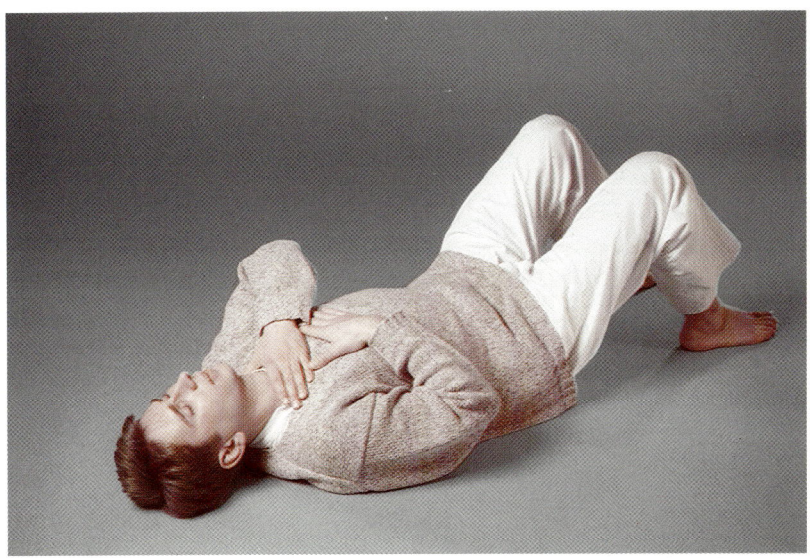

Abbildung 32

Atemwelle

Für die nächste Übung verbinden Sie die Atembewegung mit einem sanften Wiegen des Beckens. Liegen Sie dazu wieder in derselben Haltung wie bei der Bauchatmung. Die Beine sind leicht angezogen, geöffnet und entspannt, die Arme liegen diesmal neben dem Körper.

Lassen Sie den Atem zunächst entspannt kommen und gehen, ohne ihn willentlich zu vertiefen. Mit dem nächsten Einatmen drücken Sie das Kreuzbein nun sanft gegen den Boden, wobei sich die Lendenwirbelsäule etwas vom Boden abhebt – Sie also in eine leichte Hohlkreuzhaltung kommen. Der Abstand vom Boden beträgt nicht mehr als ein bis zwei Zentimeter, es ist also nicht nötig, große Bewegungen auszuführen (33).

Beim nächsten Ausatmen lassen Sie das Becken wieder entspannt nach vorn zurückschwingen, wodurch der untere Rücken wieder flach auf dem Boden zu liegen kommt. Wiederholen Sie diese kleine Kippbewegung des Beckens mit dem Ein- und Ausatmen noch einige Male.

Spüren Sie, wie sich der Atem durch die sanften Bewegungen des Beckens noch weiter vertieft? Gelingt es Ihnen, den unteren Rücken trotz der Bewegungen locker zu lassen? Wird Ihnen der Kontakt zum Boden bewußter, und spüren Sie die Kraftaufladung im Bauch- und Beckenraum?

Wenn Sie die Übung eine Zeitlang ausgeführt haben, entspannen Sie sich, indem Sie die Beine nach vorn gleiten lassen und noch einmal nachspüren.

Abbildung 33

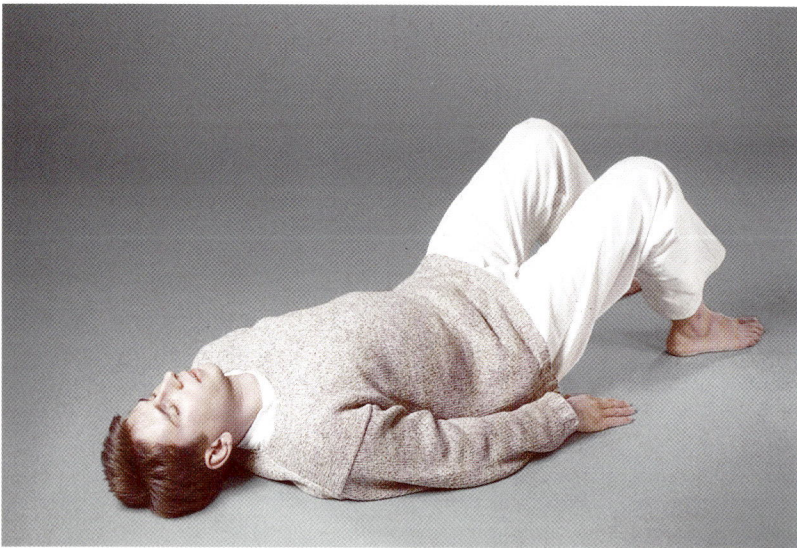

Stimmübungen

Bei den folgenden Übungen können Sie die Stimme dazu benützen, um den Atem deutlicher wahrzunehmen und das Ausatmen zu vertiefen, wodurch es auch zu einer tiefen körperlichen Entspannung und dem Lösen psychischer Blockaden kommen kann.

Obwohl wir die Übungen im Schneidersitz beschreiben werden, können Sie sie auch ebensogut im Stehen oder Liegen, in der Badewanne, beim Autofahren oder beim Spazierengehen ausführen.

Setzen Sie sich in den Schneidersitz, und achten Sie darauf, daß die Schultern entspannt und die Wirbelsäule gut aufgerichtet ist. Entspannen Sie sich in dieser Haltung, und lassen Sie den Atem frei strömen.

Beginnen Sie nun damit, einzelne Vokale zu »singen«. Benützen Sie die Ausatmung dazu, um ein A, O, U, I oder E ertönen zu lassen. Bleiben Sie jeweils einige Zeit bei ein und demselben Vokal. Beobachten Sie, welchen Unterschied es macht, ob Sie beispielsweise ein A oder ein U erklingen lassen. Können Sie verschiedene Vibrationen wahrnehmen, die durch die Stimme im Körper erzeugt werden (34, 35)?

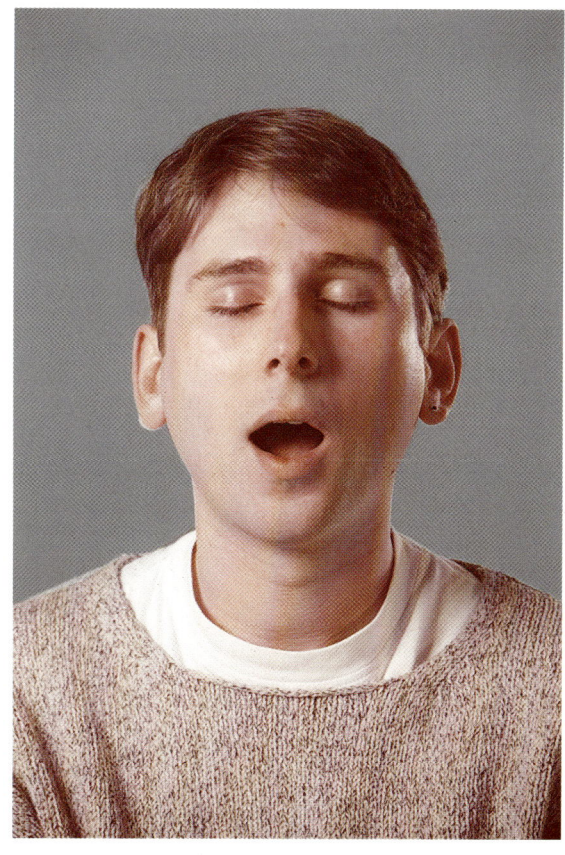

Abbildung 34

Variieren Sie auch die Lautstärke. Lassen Sie die Vokale so leise wie möglich ertönen, und werden Sie dann immer lauter, sofern die Umstände dies ermöglichen.

Horchen Sie bewußt auf die Klänge, die Sie erzeugen. Vertieft sich die Ausatmung bei diesen Übungen? Spüren Sie, wie Sie Spannungen abgeben können, indem Sie Ihre Stimme einsetzen?

Üben Sie nicht nur mit Vokalen, sondern auch mit Stöhnen, Seufzen, Brummen, Zischen und so weiter. Hierbei ist Ihre Phantasie gefragt.

Die Entdeckung der eigenen Stimme kann Ihre Grenzen enorm erweitern. Experimentieren Sie mit Ihrer Stimme, und beobachten Sie dabei auch stets Ihre Gefühle.

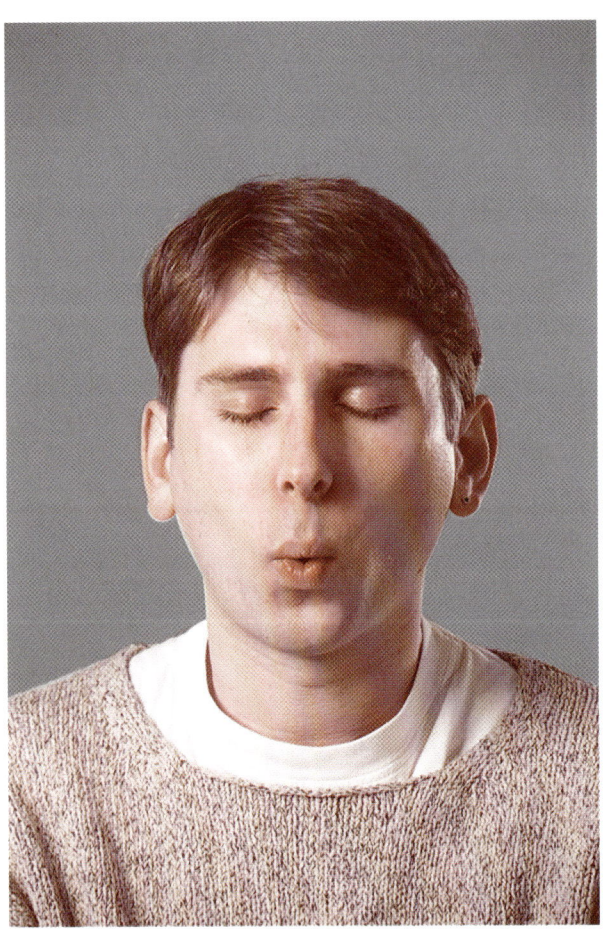

Abbildung 35

Übungen für die Sexualität

Die folgenden Übungen werden Ihnen dabei helfen, sich Ihres Bauch- und Beckenraumes bewußter zu werden. Der »kopforientierte«, westliche Mensch neigt dazu, seine vitalen Kräfte im Bauch zu unterdrücken und es verwundert daher nicht, daß es in diesem Bereich und auch im unteren Rückenbereich häufig zu Verspannungen und schon auch einmal zu schmerzhaften Beschwerden kommt.

Die folgenden Übungen dienen dazu, den Bauch- und Beckenbereich zu lockern und neu zu beleben. Möglicherweise mögen Ihnen die Bewegungen und Stellungen anfangs noch etwas schwerfallen, mit der Zeit werden Sie jedoch die befreienden Wirkungen dieser Übungen erfahren können, und gleichzeitig werden die Übungen Ihnen dann auch immer leichter fallen. Darüber hinaus sind die »sexuellen Übungen« der Bioenergetik aber auch als Test anzusehen, denn je leichter sie Ihnen fallen, desto unverkrampfter werden Sie wahrscheinlich auch mit Ihrer Sexualität umgehen und umgekehrt.

Die folgenden Techniken lockern nicht nur, sondern sie stärken auch die Hüft-, Becken- und Gesäßmuskulatur. Dies wird dazu beitragen, Ihre sexuelle Energie zu steigern, und helfen, sexuelle Blockaden sowohl im psychischen als auch im physischen Bereich abzubauen.

Beckenkreisen stehend

Stehen Sie in der Grundstellung, die Füße sind parallel, die Knie leicht gebeugt. Legen Sie Ihre Hände in die Hüften, und beginnen Sie damit, mit dem Becken kleine Kreise zu beschreiben. Während Sie mit dem Becken kreisen, sollten Sie darauf achten, daß Kopf und Oberkörper in der Mittellage bleiben (36).

Vielleicht haben Sie schon einmal gesehen, wie eindrucksvoll Bauchtänzerinnen ihr Becken isoliert bewegen können. Um diese isolierte Bewegung, die nur aus dem Becken heraus erfolgt, geht es auch bei dieser Übung.

Beschreiben Sie etwa 10 Kreise im und 10 Kreise gegen den Uhrzeigersinn. Können Sie die Bewegung Ihres Beckens mit den Händen spüren? Lassen Sie Ihren Atem frei fließen, während Sie das Beckenkreisen ausführen?

Sind Ihnen Blockaden bewußt, und haben Sie das Gefühl, daß Ihr Becken noch recht unflexibel und unbelebt ist? Wenn ja, so versuchen Sie nicht, mit dem Willen zu arbeiten. Bleiben Sie entspannt, konzentrieren Sie sich auf den Bodenkontakt, und lassen Sie sich möglichst auch in den Schultern vollkommen los.

Welche Gefühle ruft diese Übung in Ihnen wach? Beobachten Sie sich, und spüren Sie, was die Übung in Ihnen bewirkt.

Beckenwiegen und -kippen

Das Beckenwiegen und -kippen ist eine dem Beckenkreisen sehr ähnliche Übung, nur daß das Becken diesmal nicht kreisförmig, sondern von links nach rechts und von vorn und hinten bewegt wird.

Stehen Sie wiederum in der Grundstellung, die Füße sind jedoch etwas mehr als schulterbreit auseinander, das Gewicht ruht auf den Fußballen, die Arme hängen locker neben dem Körper.

Aus dieser Position beginnen Sie Ihr Becken von links nach rechts zu wiegen. Wenn Sie Ihr rechtes Bein belasten, schieben Sie Ihr Becken nach rechts, dann belasten Sie das linke Bein und schieben es nach links. Führen Sie die Bewegung zunächst langsam, dann allmählich schneller aus.

Gelingt es Ihnen, das Becken zu entspannen? Werden Ihnen Schmerzen im unteren Rücken bewußt? Entspannen Sie die Bauchdecke während der Übung soweit als möglich.

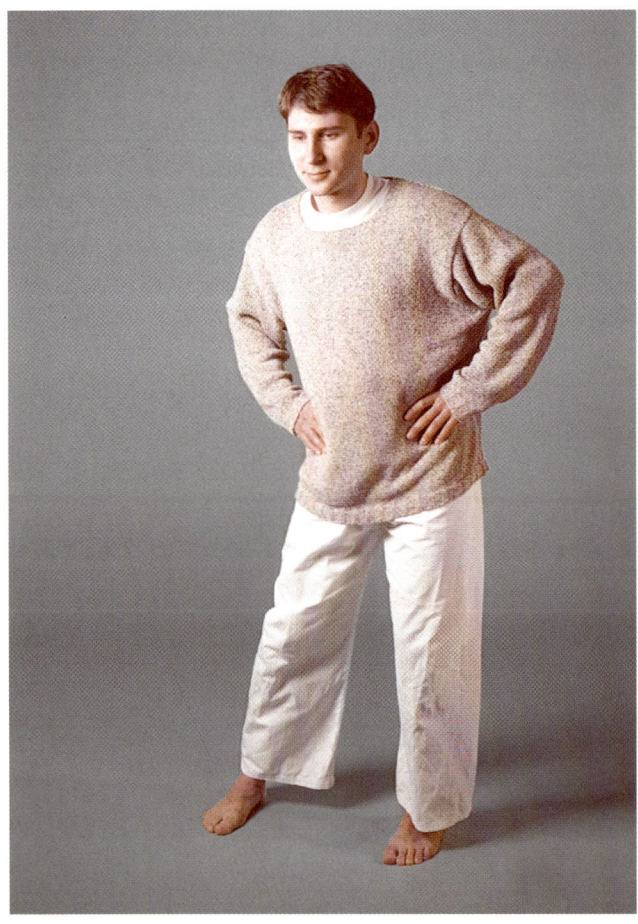

Abbildung 36

Als weitere Variation kippen Sie das Becken nun abwechselnd nach hinten und vorne. Während Sie das Becken nach hinten kippen, gehen Sie ins Hohlkreuz. Stoßen Sie Ihr Becken dann kräftig nach vorn. Lassen Sie eine rhythmische Bewegung entstehen. Obwohl die Übung kraftvoll ausgeführt wird, sollten Sie doch locker bleiben (37, 38).

Achten Sie wiederum auf Ihren Atem. Verbindet sich die Atmung mit der Bewegung, indem Sie beispielsweise einatmen, während Sie Ihr Becken nach hinten kippen, und ausatmen, während Sie es nach vorn stoßen? Spüren Sie den Kontakt zum Boden, und gelingt es Ihnen, in den Knien elastisch und nachgiebig zu bleiben?

Beobachten Sie auch, wie sich die Gesäßmuskeln während der Übung abwechselnd an- und entspannen. Nach einigen Wiege- und Kippbewegungen des Beckens beenden Sie die Übung und entspannen sich im Stehen.

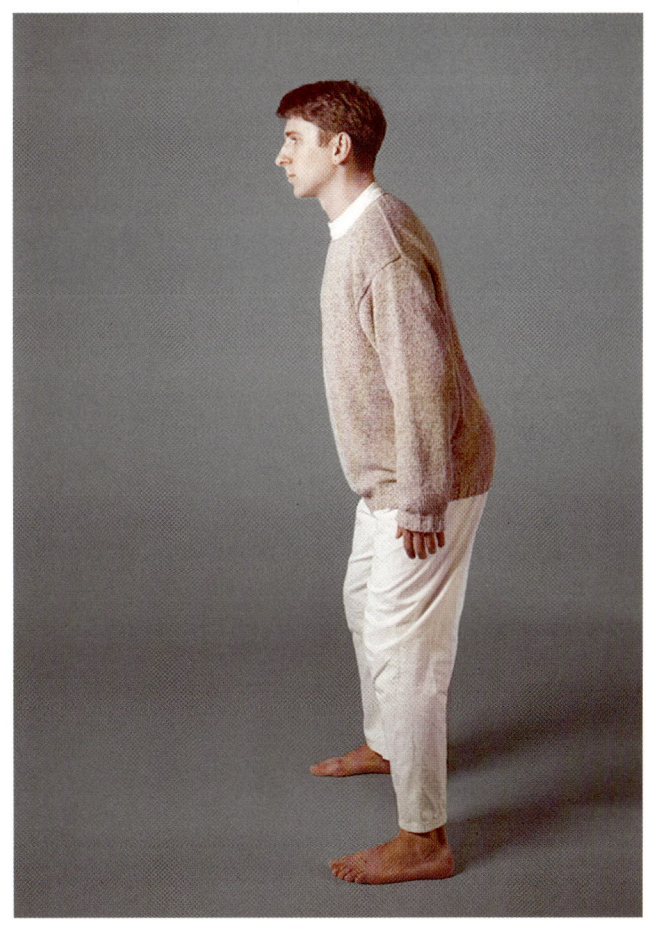

Abbildung 37

Muskelübung Sexualität

Die folgende Übung dient der Stärkung jener Muskeln, die für die Sexualität besonders bedeutsam sind. Dazu gehören die Muskulatur der Vagina beziehungsweise die Muskulatur, die die Basis des männlichen Gliedes umgibt, sowie der Schließmuskel des Anus.

Legen Sie sich auf den Rücken, verschränken Sie die Unterschenkel, und ziehen Sie die Knie in Richtung Brust. Greifen Sie mit den Armen unter den Unterschenkeln hindurch, und umfassen Sie mit der rechten Hand die linke und mit der linken Hand die rechte Fußsohle. Der Kopf bleibt auf dem Boden liegen (39).

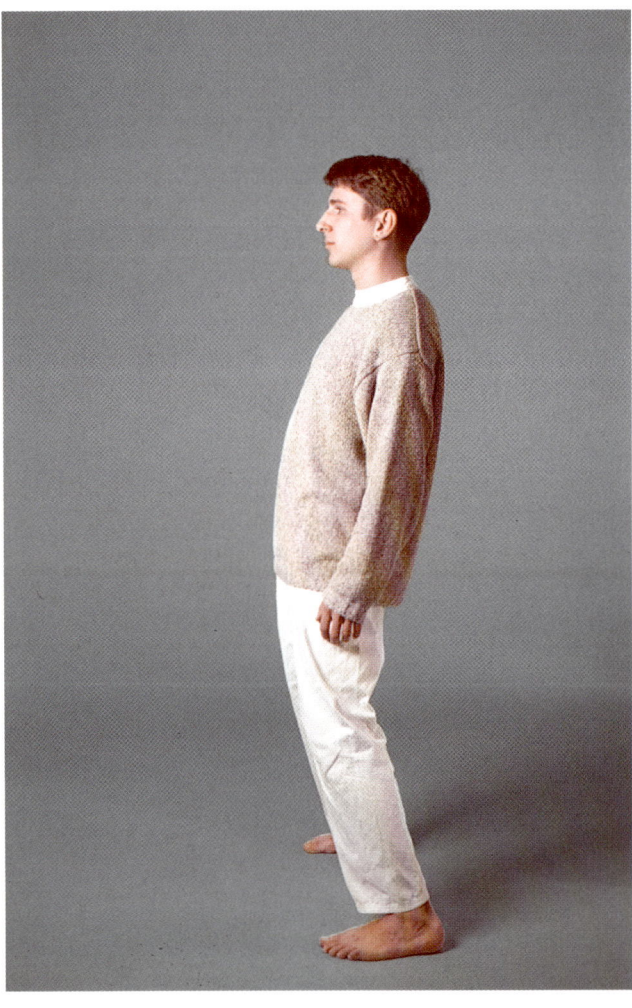

70

Abbildung 38

Atmen Sie zunächst einige Male entspannt und tief durch. Mit dem nächsten Ausatmen ziehen Sie nun den Schließmuskel und die übrigen Muskeln des Beckenbodens stark an. Dabei sollten Sie das Gefühl haben, daß Sie den Anus nach innen und oben ziehen.

Mit dem Einatmen entspannen Sie diese Muskeln dann wieder. Wiederholen Sie diesen An- und Entspannungsvorgang einige Male. Stellen Sie sich dabei vor, wie sich Ihr ganzes Becken beim Einatmen dehnt, und drücken Sie den Schließmuskel dabei ruhig etwas nach außen. Nach der Ausdehnbewegung ziehen Sie die Muskeln zusammen und atmen aus, so daß das Becken sich abwechselnd ausdehnt und wieder zusammenzieht.

Strömt Ihr Atem während der Übung in den Bauch? Können Sie das Weitwerden und Zusammenziehen spüren? Fühlt sich Ihr Becken warm und durchpulst an?

Nach einigen Wiederholungen beenden Sie die Übung, indem Sie die Arme neben den Körper legen und die Beine nach vorn gleiten lassen.

Abbildung 39

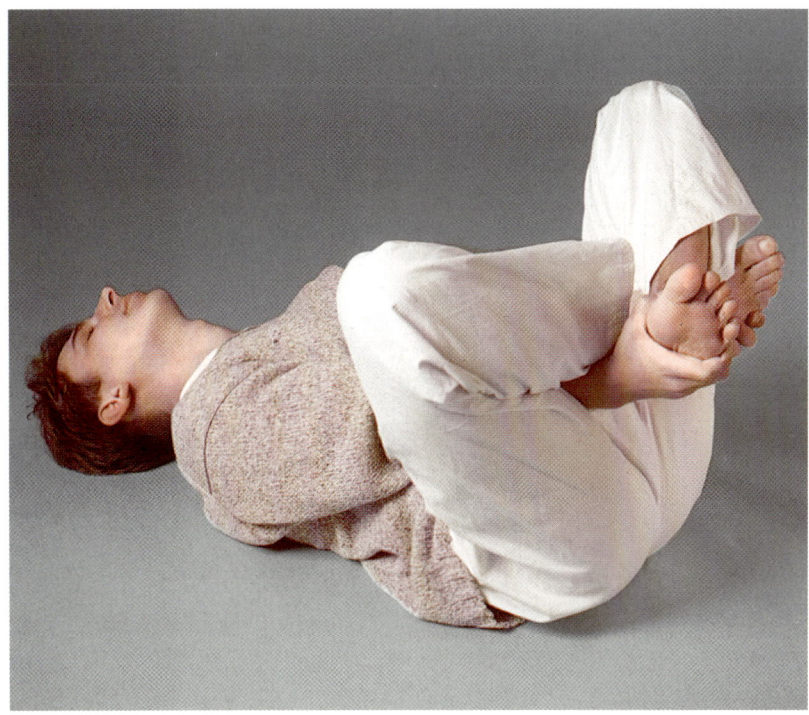

Oberschenkel dehnen

Legen Sie sich auf eine weiche Unterlage. Wenn Sie möchten, können Sie Ihren unteren Rücken abstützen, indem Sie ein Kissen in den Bereich der Lendenwirbelsäule legen, dies fördert die Entspannung während der Übung.

Ziehen Sie nun die Fußsohlen am Boden entlang in Richtung Gesäß, legen Sie sie aufeinander, und lassen Sie die Knie auseinanderfallen, bis Ihre persönliche Dehnungsgrenze erreicht ist. Um die Atembewegung im Bauch besser spüren zu können, legen Sie Ihre Hände auf den Bauch (40).

Versuchen Sie, Ihre Beine so weit wie möglich zu spreizen, doch achten Sie auf Ihre persönlichen Grenzen. Bereitet Ihnen diese Stellung Schmerzen? Können Sie die Dehnungsschmerzen verringern, indem Sie noch bewußter in den Bauch atmen, den oberen Rücken entspannen und auch im Gesicht locker bleiben?

Wie fühlt sich diese Stellung an? Welche Gefühle tauchen in Ihnen auf? Fühlen Sie sich in dieser Haltung wohl oder unwohl? Können Sie Blockaden im Becken oder in den Oberschenkeln feststellen? Kommt es zu Vibrationen in der Beinmuskulatur?

Bleiben Sie mindestens eine Minute in dieser Stellung. Seien Sie dabei möglichst entspannt, und versuchen Sie, die persönliche Dehnungsgrenze durch tiefes Atmen vorsichtig noch etwas zu erweitern. Entspannen Sie sich anschließend, indem Sie die Beine wieder ausstrecken, und beobachten Sie, was die Übung in Ihnen verändert hat.

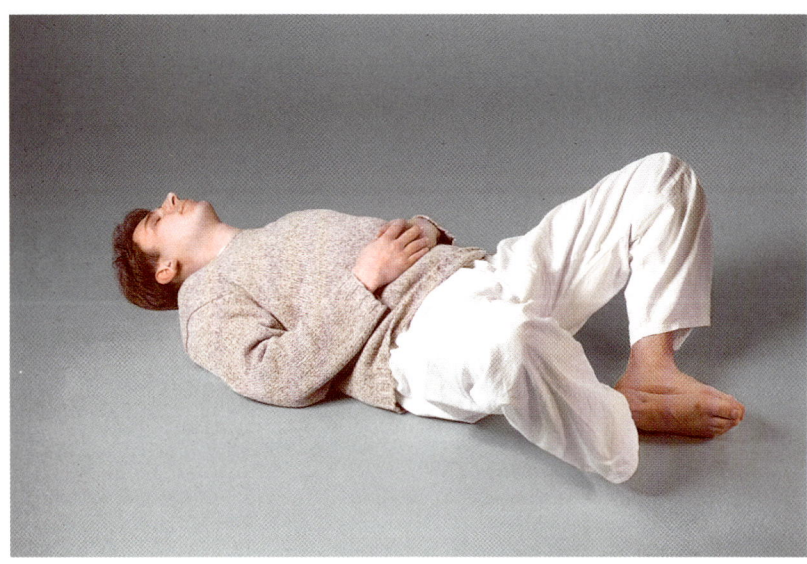

Abbildung 40

Sich hingeben

Die nächste Übung ist ein guter Test für Ihre sexuelle Freiheit beziehungsweise für sexuelle Blockaden. Während manche Menschen mit dieser Übung keinerlei Probleme haben, fällt sie anderen oft sehr schwer.

Legen Sie sich auf den Rücken, und verschränken Sie die Hände hinter dem Nacken. Winkeln Sie dann Ihre Beine an, heben Sie die Füße vom Boden ab, und ziehen Sie die Knie in Richtung Oberkörper. Öffnen Sie in dieser Position Ihre Beine, bis Sie Ihre persönliche Dehnungsgrenze erreicht haben. Entspannen Sie Ihre Füße und Waden, und beobachten Sie sich zunächst in dieser Stellung (41).

Spüren Sie die Dehnung in Ihren Oberschenkeln? Liegt Ihr ganzer Rücken auf dem Boden auf, und spüren Sie den Bodenkontakt? Stauen Sie Ihren Atem, oder können Sie ihn frei ein- und ausströmen lassen? Wie fühlen Sie sich in dieser Stellung?

Ohne die Stellung zu lösen, beginnen Sie nun damit, kleine Kreise mit dem Becken zu beschreiben. Kreisen Sie zunächst ganz sanft im Uhrzeigersinn, anschließend gegen den Uhrzeigersinn. Dabei sollten Ihre Beine in die Kreisbewegungen miteinbezogen werden.

Spüren Sie die lockernde, lösende Wirkung des Beckenkreisens? Wird Ihr Atem dabei voller und tiefer? Atmen Sie auch einmal durch den Mund ein und aus, und beobachten Sie, was sich dabei verändert.

Beenden Sie dann das Kreisen, lassen Sie die Beine wieder sinken, legen Sie die Arme neben den Körper, und entspannen Sie sich.

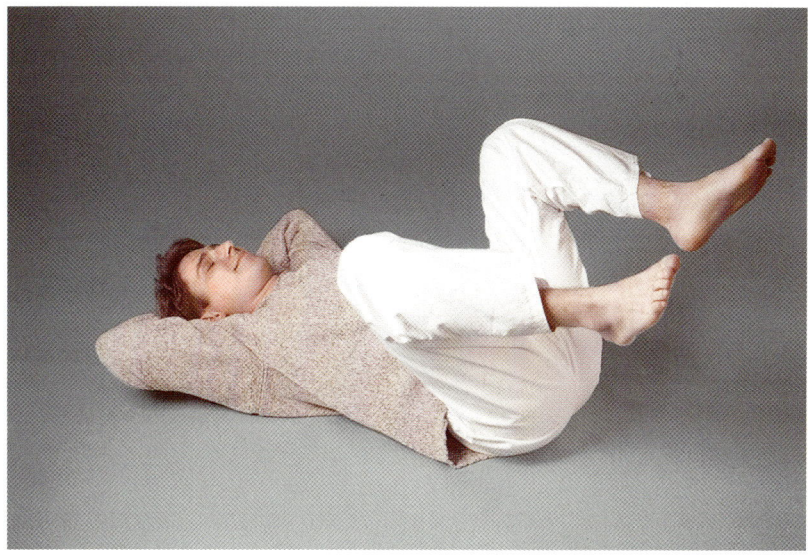

Abbildung 41

Brücke

Legen Sie sich auf den Rücken, winkeln Sie die Beine an, und setzen Sie die Füße etwa schulterbreit auseinander flach auf den Boden auf, die Arme liegen entspannt neben dem Körper.

Indem Sie etwas Druck auf die Fußsohlen geben, heben Sie Ihr Becken einige Zentimeter vom Boden ab. Lassen Sie das Becken dann wieder locker nach unten fallen. Federn Sie mit dem Becken auf und ab (42).

Natürlich dürfen Sie das Becken wirklich nur wenige Zentimeter anheben, da das Fallenlassen sonst mit Schmerzen verbunden wäre. Es geht bei dieser Übung nicht darum, sich blaue Flecken zuzuziehen, sondern darum, das Becken zu lockern.

Wiederholen Sie das Auf- und Abfedern 10- bis 20mal, und atmen Sie dabei tief durch den Mund.

Entspannen Sie sich kurz, und gehen Sie dann in die Brücke. Dazu heben Sie Ihr Becken diesmal ein ganzes Stück weiter als zuvor, lassen es aber nicht fallen, sondern bleiben in dieser gespannten Haltung.

Spüren Sie die Anspannung in den Oberschenkeln und im Gesäß? Atmen Sie tief durch. Beobachten Sie, wann diese Stellung unangenehm zu werden beginnt. Können Sie die Stellung über diese Grenze hinaus weiterhin halten? Wenn Sie die Schulter- und Gesichtsmuskulatur entspannen und den Atem tief strömen lassen, wird diese Grenze erweitert. Übertreiben Sie jedoch nicht.

Beenden Sie die Übung, indem Sie das Becken vorsichtig ablegen, die Beine nach vorn gleiten lassen und sich noch einmal gründlich entspannen.

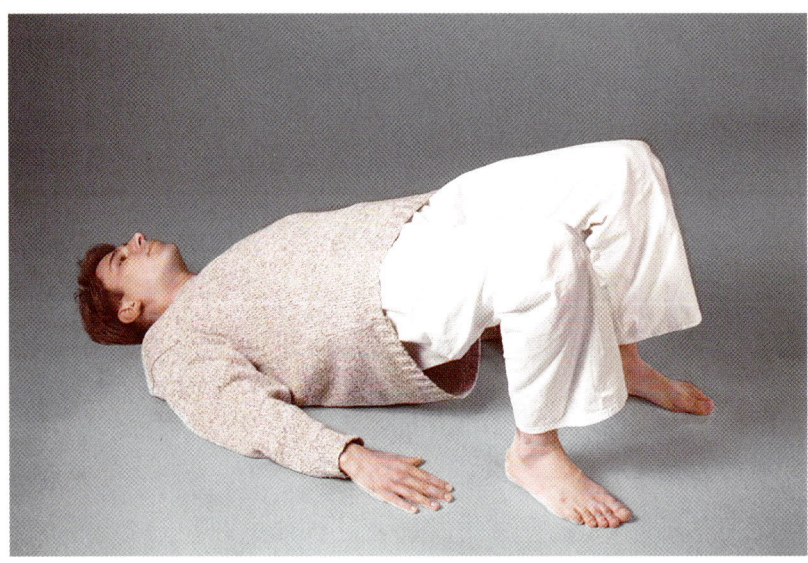

Abbildung 42

Übungen zur Befreiung der Emotionen

Eine Besonderheit der bioenergetischen Übungen besteht darin, daß sie sich nicht auf den körperlichen Bereich beschränken, sondern daß sie auch mit den Emotionen des Übenden arbeiten. Wie wir gesehen haben, gibt es streng genommen natürlich keine »rein körperlichen« Übungen, da jede im Sinne der Bioenergetik, das heißt also bewußt ausgeführte Übung immer den ganzen Menschen miteinbezieht.

Dennoch gibt es einige Techniken, die dazu entwickelt wurden, ganz gezielt die Emotionen des Übenden zu erwecken und emotionale Blockaden zu lösen, was kaum eine andere Methode zu leisten vermag.

Die nächsten Übungen geben Ihnen die Möglichkeit, Ihre Gefühle frei herauszulassen. Die Techniken ermöglichen es Ihnen, Emotionen wie Wut, Ärger, Schmerz oder auch Freude auszudrücken, anstatt sie zu unterdrücken.

Viele Menschen empfinden gerade die Ausdrucksübungen der Bioenergetik als besonders befreiend. In unseren Gefühlen steckt eine ungeheure Energie. Während jegliches Unterdrücken unserer Gefühle zu psychischen Störungen und manchmal sogar zu körperlichen Reaktionen in Form verschiedener Erkrankungen führen kann, führen gelebte Gefühle zu einer großen Erleichterung, die sich ebenfalls auf Körper und Seele auswirkt.

Dennoch kann es sein, daß Ihnen gerade die Ausdrucksübungen der Bioenergetik zunächst Schwierigkeiten bereiten, weil Sie es vielleicht verlernt haben, starke Gefühle auszudrücken. Besonders wenn Sie von Kindheit an dazu angehalten wurden, Gefühle abzuwürgen – etwa nach dem Motto »Sei keine Heulsuse« oder »Indianer weinen nicht« –, werden Sie wahrscheinlich anfangs Probleme damit haben, Gefühle ungehemmt herauszulassen.

Dennoch brauchen Sie keine Angst vor den folgenden Techniken zu haben, da Sie ohnehin stets nur soviel zulassen werden, wie es Ihnen aufgrund Ihrer derzeitigen natürlichen Grenzen möglich ist.

Sollten dennoch einmal unerwartet starke Emotionen aus Ihnen herausbrechen, so müssen Sie selbst entscheiden, ob Sie diese bewältigen können und zulassen möchten, oder ob Sie die Übung dann lieber abbrechen und mit einem erfahrenen Therapeuten weiterarbeiten möchten. Wenn Sie jedoch achtsam und spielerisch an die folgenden Übungen herangehen, ist die Gefahr, daß es zu »emotionalen Explosionen« kommt, äußerst gering.

Wir empfehlen Ihnen, zunächst mit jenen Übungen zu experimentieren, die mit der Mimik arbeiten, denn dadurch können Sie bereits feststellen, wie Sie auf emotional angelegte Techniken reagieren. Die aktiveren Übungen, wie der »Fußtritt« oder das »Ellbogenstoßen«, sind dagegen stärker befreiend.

Sollten Sie tatsächlich Probleme mit dem Audruck negativer Emotionen haben, so sparen Sie die Übungen zunächst aus und versuchen es in einigen Wochen nochmals damit. Die Übung »Die Welt umarmen« (siehe Seite 87) können Sie aber in jedem Fall mit in Ihr Übungsprogramm einbauen.

Gefühle mit dem Gesicht ausdrücken

Versuchen Sie einmal, Ihre Mimik einzusetzen, um Gefühle auszudrücken. Anfangs üben Sie die nächsten Techniken am besten vor dem Spiegel. Wenn Ihnen Ihr Gesichtsausdruck dabei zunächst ein wenig ungewohnt und seltsam vorkommt, macht dies gar nichts. Viel wichtiger ist es, daß Sie erfahren, was für unterschiedliche Stimmungen das menschliche Gesicht auszudrücken vermag.

Die nächsten Übungen werden auch in Schauspielschulen eingesetzt. Auch wenn Sie anfangs das Gefühl haben sollten, zu übertreiben und zu schauspielern, wird durch die Übungen im Endeffekt doch der Zugang zu tief verborgenen Gefühlen ermöglicht. Lassen Sie sich überraschen, was die Übungen so alles in Ihnen bewirken.

■ Grimmig schauen (43)
Schauen Sie einmal so richtig grimmig drein. Stellen Sie sich vor, Sie wären unheimlich beleidigt. Denken Sie an ein Kind, dem man soeben die geliebte Schokolade weggenommen hat. Runzeln Sie die Stirn, schauen Sie schmollend und böse. Beobachten Sie dabei, was Ihre Gesichtsmuskulatur, aber auch was Ihre Arm-, Schulter- und Bauchmuskeln machen.

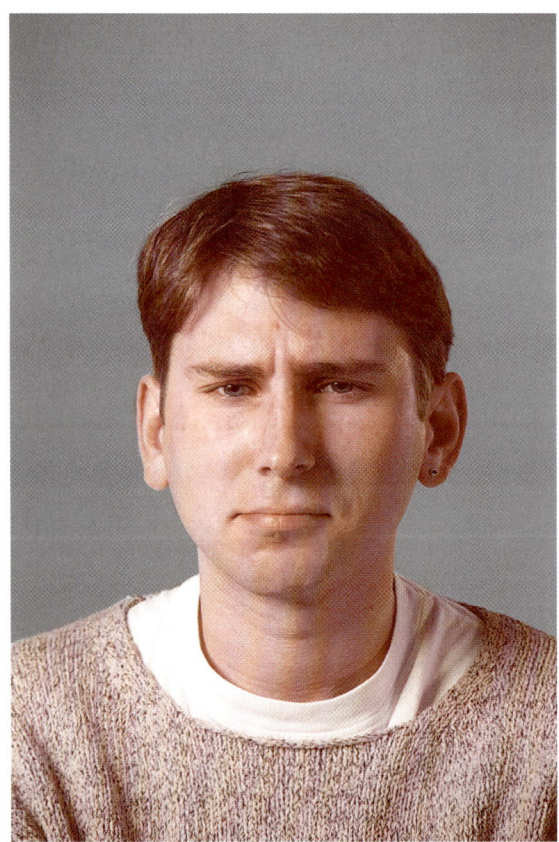

Abbildung 43

Entspannen Sie Ihr Gesicht dann wieder, und wiederholen Sie die Übung noch einige Male.

■ Zähne zeigen (44)

Bei der nächsten Mimikübung zeigen Sie die Zähne. Schieben Sie dabei Ihren Unterkiefer nach vorn, und geben Sie ein knurrendes Geräusch von sich. Versuchen Sie möglichst bedrohlich auszusehen. Ihr Gesicht sollte etwa folgende Stimmung ausdrücken: »Hau ab, komm mir bloß nicht zu nah, sonst zerfleische ich dich!«

Spüren Sie, welche Gefühle diese Übung in Ihnen wachruft? Passen die Gefühle zum Gesichtsausdruck? Erschreckt es Sie, aggressive Gefühle in Ihnen zu entdecken, weil Sie vielleicht in Ihrer Kindheit und Jugend dazu erzogen worden sind, immer »brav und anständig« zu sein? Oder haben Sie kein Problem mit dieser Art von Gefühlen?

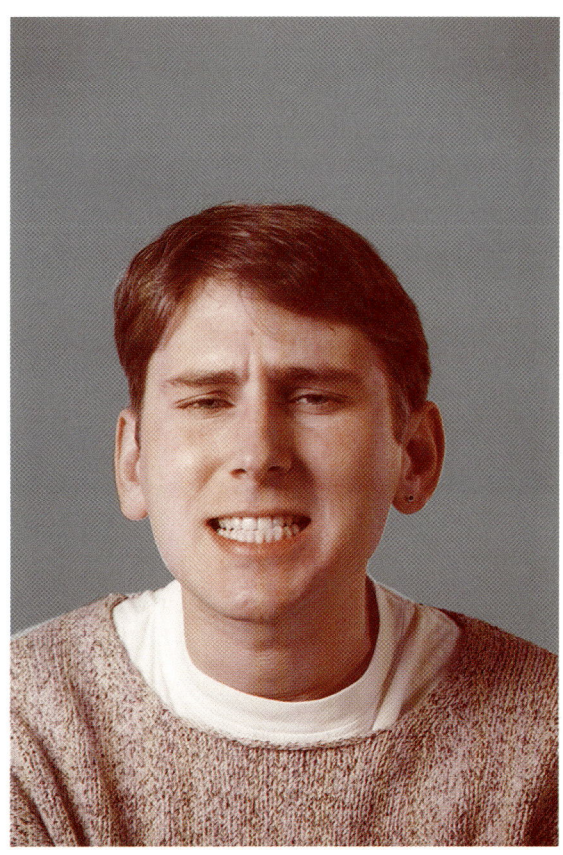

Abbildung 44

77

■ Saugen

Versuchen Sie für die nächste Übung, das Gefühl eines hilflosen Säuglings anzunehmen. Schlüpfen Sie für kurze Zeit in eine kindliche Rolle. Legen Sie sich zusammengekauert auf Ihr Bett, nehmen Sie Ihren Daumen in den Mund, und saugen Sie am Daumen. Stoßen Sie dabei wohlige Geräusche aus.

Wenn Ihnen die Übung anfangs auch etwas kindisch oder albern erscheinen mag, so dürfen Sie doch nicht vergessen, daß Sie durch diese Übung Kontakt zu Ihrem »inneren Kind« aufnehmen können, das unabhängig von Ihrem tatsächlichen Alter in Ihnen lebt.

Beobachten Sie auch bei dieser Übung, welche Gefühle in Ihnen auftauchen, was sich in der Muskelspannung und was sich in der Atmung verändert.

■ Schmerz zeigen

Versuchen Sie nun, über die Mimik Schmerz auszudrücken. Verzerren Sie das Gesicht, öffnen Sie den Mund, ziehen Sie die Augen zusammen. Stellen Sie sich dabei zunächst einen körperlichen Schmerz vor. Vielleicht erinnern Sie sich an den letzten Zahnarzttermin, an eine Verletzung, die Sie sich bei einem Sturz zugezogen haben oder an andere körperliche Schmerzen.

Beobachten Sie Ihre Gefühle bei dieser Übung. Verkrampfen sich auch die übrigen Muskeln Ihres Körpers?

Eine weitere Möglichkeit besteht darin, sich einen seelischen Schmerz vorzustellen, etwa in der Form des Schmerzes, der bei dem Verlust eines geliebten Menschen auftritt. Übertreiben Sie jedoch auch diese Übung nicht.

Wenn der Schmerz in Ihnen Form annimmt, so lassen Sie es ruhig zu, wenn Sie weinen müssen. Weinen befreit Sie von all den seelischen Anspannungen, die vielleicht schon seit Jahren unterdrückt wurden. Weinen Sie sich ruhig aus, und schämen Sie sich nicht dieser zutiefst menschlichen Gefühle.

Wenn Ihnen die Übung aus irgendeinem Grund Angst machen sollte, übergehen Sie sie einfach.

■ Zunge herausstrecken (45)

Die nächste Übung ist überaus einfach. Strecken Sie die Zunge möglichst weit heraus, indem Sie ein lautes »Bäh« oder »Wäh« ausstoßen. Bringen Sie Ihren ganzen Widerwillen und Ihre Abscheu in dieser Geste zum Ausdruck. Wiederholen Sie das Herausstrecken der Zunge 10- bis 20mal.

Lassen Sie alles heraus, was Ihnen auf die Nerven geht, und was Sie belastet. Durch diese Übung können Sie ausgezeichnet Frustrationen und Verletzungen abladen. Hilfreich ist dabei auch die tiefe Ausatmung, die durch die Laute, die Sie ausstoßen, entsteht.

Wenn Sie die Übung beendet haben, so sollten Sie noch ein Weilchen nachspüren. Fühlen Sie sich leichter als vor der Übung oder erleichtert und befreit? Ist Ihr Atem tiefer, sind Ihre Muskeln lockerer geworden?

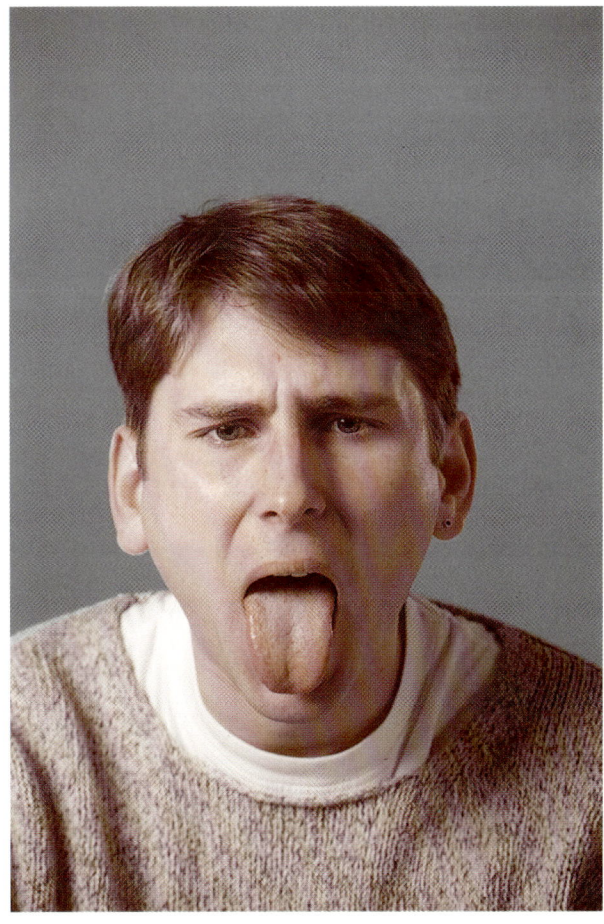

Abbildung 45

Fußtritt

Legen Sie sich auf den Rücken, und achten Sie auf eine weiche Unterlage. Wenn Sie möchten, können Sie den Rücken entlasten, indem Sie ein festes Kissen unter das Gesäß schieben. Ballen Sie die Hände zu Fäusten, und legen Sie die ausgestreckten Arme neben den Körper. Üben Sie einen leichten Druck mit Armen und Fäusten gegen den Boden aus.

Als nächstes ziehen Sie das linke Knie in Richtung Brust und treten mit der linken Ferse nach vorn aus. Ziehen Sie dann das rechte Knie an, und treten Sie mit der rechten Ferse. Wechseln Sie dies rhythmisch ab, und treten Sie mit jedem Bein mindestens 10mal nach vorn.

Versuchen Sie, die Fußtritte aus der Hüfte auszuführen. Mit jedem Tritt sagen Sie laut »Geh weg!«, »Hau ab!« oder »Verschwinde!« (46).

Beobachten Sie die Emotionen, die in Ihnen aufsteigen. Gelingt es Ihnen, Ihrem Unmut durch das Treten Ausdruck zu verleihen? Verändert sich Ihr Gesicht bei der Übung?

Entspannen Sie sich anschließend auf dem Rücken liegend.

Boxen

Stehen Sie in der Grundstellung. Achten Sie darauf, daß die Knie leicht ge-beugt sind, die Füße parallel und schulterbreit auseinander stehen und das Gewicht leicht auf den Fußballen ruht.

Abbildung 46

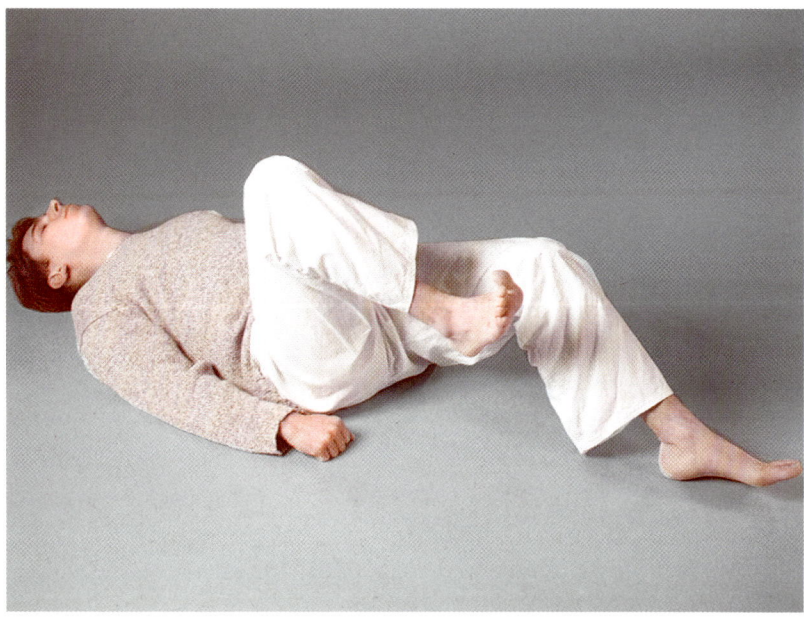

80

Beginnen Sie nun zunächst langsam mit dem Boxen. Führen Sie gerade Schläge nach vorn aus der Schulter aus. Bleiben Sie dabei im ganzen Körper locker. Boxen Sie abwechselnd mit der linken und rechten Faust. Wenn Sie mit der rechten Hand boxen, ziehen Sie die linke wieder zur Brust und umgekehrt.

Stellen Sie sich beim Boxen einen Gegner vor, auf den Sie so richtig »sauer« sind. Verbinden Sie das Boxen mit Schimpfwörtern, oder benutzen Sie wieder die Sätze »Hau ab!« oder »Verschwinde!«. Versuchen Sie es auch einmal mit einem lauten »Nein« (47).

Wenn Sie sich an die Boxbewegung gewöhnt haben, können die Schläge auch schneller werden. Variieren Sie die Übung, indem Sie kürzere Boxschläge ausführen, schneller wechseln oder eher nach oben oder unten boxen.

Beobachten Sie wiederum Ihre Gefühle während der Übung. Können Sie Ihren Atem fließen lassen, oder stauen Sie ihn beim Boxen? Können Sie Ihren Oberkörper in die Boxbewegung miteinbeziehen?

Schütteln Sie anschließend die Arme kurz aus, und entspannen Sie sich im Stehen.

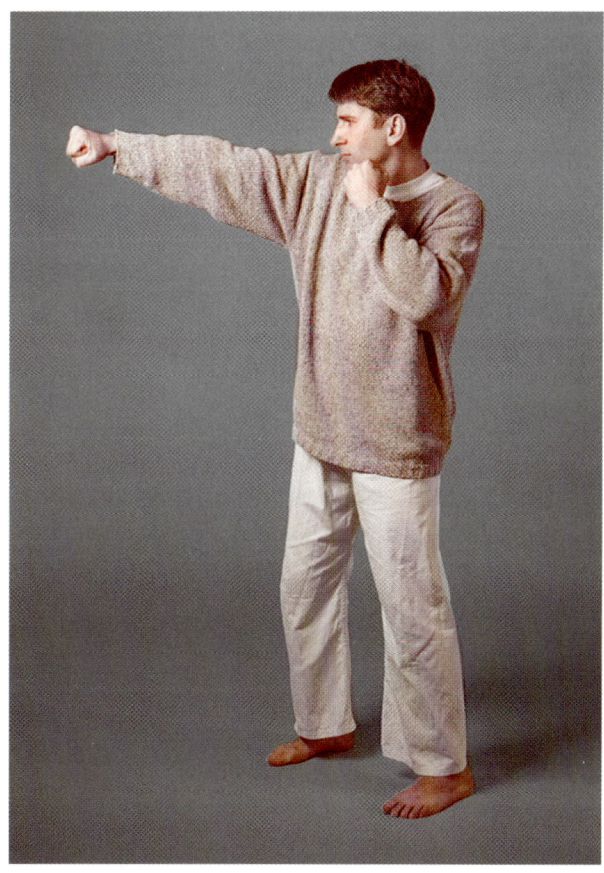

Abbildung 47

81

Ellbogenstoßen

Sie stehen in der Grundstellung, doch sind die Füße diesmal etwas weiter auseinander und die Beine folglich leicht gegrätscht.

Winkeln Sie die Arme an, machen Sie Fäuste, heben Sie die Fäuste vor die Brust, und halten Sie die Unter- und Oberarme waagrecht. Stoßen Sie nun beide Ellbogen kräftig nach hinten, und atmen Sie dabei tief aus. Sie können dabei entweder Geräusche ausstoßen, die Wut ausdrücken oder auch wieder »Hau ab!« oder »Laß mich!« schreien.

Nehmen Sie die Ellbogen dann wieder nach vorn, und wiederholen Sie das Ellbogenstoßen mindestens 10- bis 20mal (48).

Vielleicht hilft Ihnen die Vorstellung, sich durch die Ellbogenstöße von einem aufdringlichen Menschen, der hinter Ihnen steht, zu befreien. Lassen Sie Ihre ganze Wut mit dem Stoßen heraus. Stoßen Sie mit den Ellbogen eher etwas nach oben als nach unten. Können Sie die Arbeit Ihrer Brust- und Armmuskeln spüren? Spüren Sie trotz der energischen Ellbogenstöße doch noch den Kontakt zum Boden? Bleiben Ihre Fußsohlen während der Übung ganz auf dem Boden stehen?

Genießen Sie es, wenn sich angestaute Aggressionen durch die Stöße mit den Ellbogen lösen, und beobachten Sie, was sich in Ihrem Gefühlsbereich verändert.

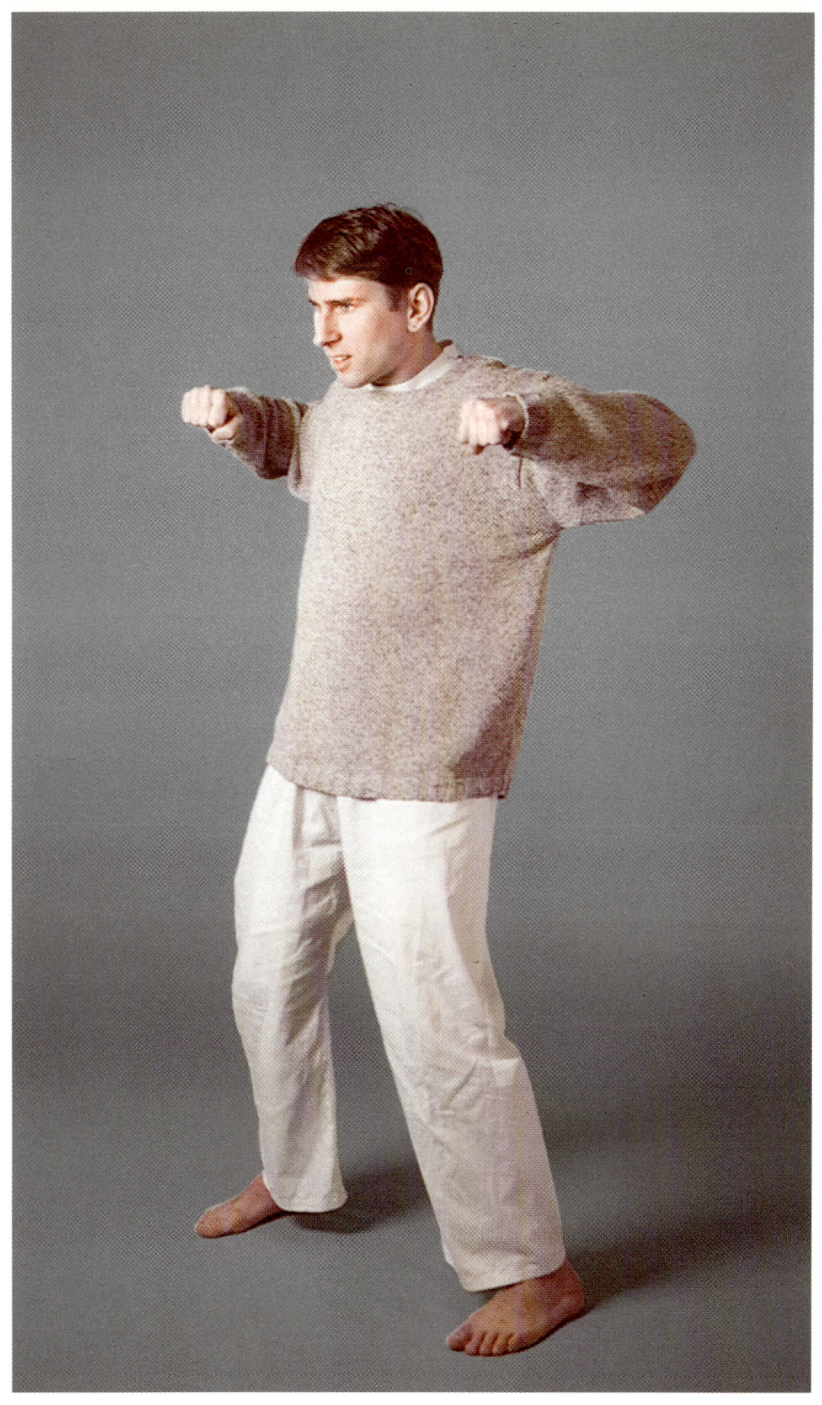

Abbildung 48

Wut ausdrücken

Alexander Lowen hat eine ausgezeichnete Übung für den Ausdruck von Wut entwickelt, die bei vielen Kursteilnehmern besonders beliebt ist. Dazu benötigen Sie eine Matratze und einen Tennisschläger.

Bei der Übung geht es darum, mit dem Tennisschläger, der mit beiden Händen umfaßt wird, auf eine Matratze oder ein dickes Kissen einzuschlagen. Verwenden Sie dazu möglichst einen alten Holzschläger und kein kostbares, neues Stück.

Stehen Sie in der Grundstellung, jedoch mit leicht gespreizten Beinen. Heben Sie den Tennisschläger mit beiden Armen über den Kopf, strecken Sie dabei den ganzen Körper, und gehen Sie ruhig ein wenig ins Hohlkreuz.

Schlagen Sie nun auf die Matratze oder das Kissen ein, doch benützen Sie dazu lediglich die flache Seite des Schlägerkopfes. Wiederholen Sie das Schlagen 10- bis 20mal (49).

Können Sie Ihrer Wut Ausdruck verleihen? Wie empfinden Sie das Geräusch, das entsteht, wenn Sie den Schläger auf die Matratze knallen? Befreit es Sie, oder macht es Ihnen Angst?

Haben Sie keine Angst vor der Wut, die nun vielleicht in Ihnen aufsteigen mag. Schließlich schädigen Sie niemanden durch die Übung, sondern Sie befreien Ihre Matratze lediglich von altem Staub und sich selbst von alten, unterdrückten Gefühlen.

Wenn es Ihnen gelingt, die Übung ungehemmt auszuführen, werden Sie sich so sehr von Ihrer Wut befreien können, daß Sie im Alltag wieder gelassener und friedlicher sein können als je zuvor.

Wenn Sie keinen Tennisschläger besitzen, können Sie auch die Fäuste oder einen Besenstiel benützen, um auf die Matratze oder auf ein großes Kissen einzuschlagen.

Legen Sie sich nach Beendigung der Übung auf den Rücken, spüren Sie nach, und entspannen Sie sich.

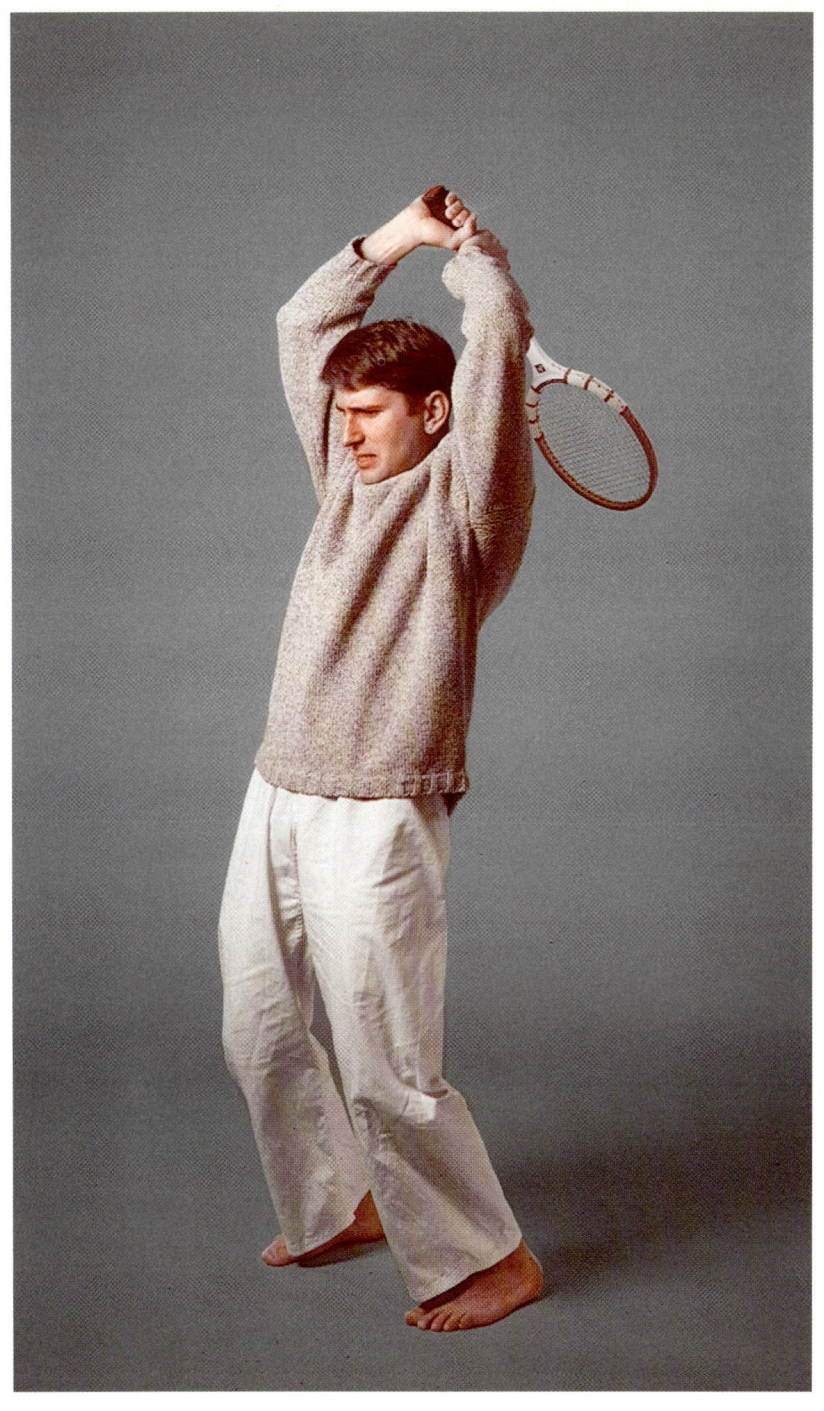

Abbildung 49   85

Toben und Treten

Die nächste Übung gibt Ihnen die Gelegenheit, sich einmal so richtig aus-zutoben. Wählen Sie den richtigen Zeitpunkt (wenn niemand zu Hause ist), und besorgen Sie sich für die Übung eine weiche Unterlage, am besten eine große Matratze oder einen Futon.

Legen Sie sich zunächst auf den Rücken, ballen Sie Ihre Hände zu Fäusten, winkeln Sie die Beine an, und beginnen Sie nun damit, mit den Füßen auf-zustampfen und gleichzeitig mit den Fäusten gegen die Matratze zu schlagen.

Lassen Sie die Knie während der Übung angewinkelt, und schlagen Sie nicht mit den gestreckten Beinen auf den Boden, da dies Ihrem Rücken schaden würde.

Toben Sie sich nach Lust und Laune aus. Kombinieren Sie das Stampfen, Trampeln und Schlagen mit wütenden Lauten, die Sie tief aus Ihrer Kehle er-tönen lassen. Oder gebrauchen Sie Wörter beziehungsweise Ausrufe, wie »Nein, nein!« oder »Warum, warum?«, »Ich will nicht!« oder »Verzieh dich!«.

Haben Sie keine Angst davor, Ihre Stimme laut werden zu lassen. Sie wissen ja, daß Sie ungestört bleiben und daß Sie niemand bei der Übung beobachtet (50).

Wenn Sie sich so richtig verausgabt haben, entspannen Sie Arme und Beine, legen sich ausgestreckt auf den Rücken, und spüren nach. Was hat die Übung in Ihnen bewirkt? Fühlen Sie sich gelöster und entspannter als vor der Übung? Hat sich Ihr Atem vertieft? Fühlt sich Ihr Körper jetzt ganz warm und gelöst an?

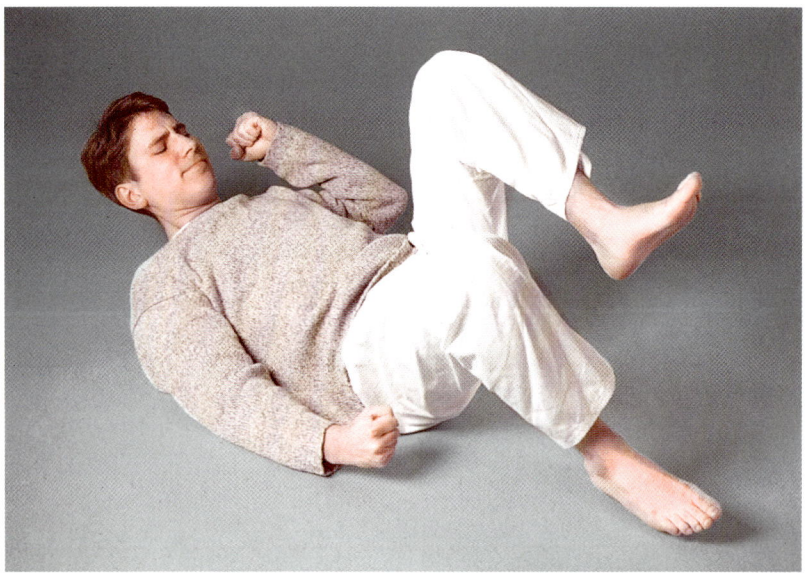

86   *Abbildung 50*

Die Welt umarmen

Bei der abschließenden Übung geht es darum, sich zu öffnen, und das Gefühl der Harmonie zwischen sich selbst und der Welt zu erzeugen.

Im Gegensatz zu den vorigen Übungen geht es also nicht darum, Wut oder Ärger auszudrücken, sondern Freude und Frieden. Stehen Sie dazu mit leicht gespreizten Beinen. Die Füße sind parallel, das Körpergewicht lastet auf den Fußballen. Breiten Sie nun Ihre Arme seitlich aus, öffnen Sie Ihre Hände und Ihren Brustkorb, und stellen Sie sich vor, Sie würden die ganze Welt umarmen (51).

Legen Sie Ihren Kopf leicht in den Nacken, doch gehen Sie keinesfalls ins Hohlkreuz. Bleiben Sie etwa eine Minute lang in dieser Stellung. Spüren Sie, wie Ihr Atem Ihre Brust weitet und wie sich Ihr Herz öffnet. Bleiben Sie in den Schultern und im Gesicht entspannt, und lächeln Sie ruhig ein wenig.

Wie fühlt sich diese Stellung für Sie an? Empfinden Sie das Geöffnet-Sein als angenehm oder als unangenehm?

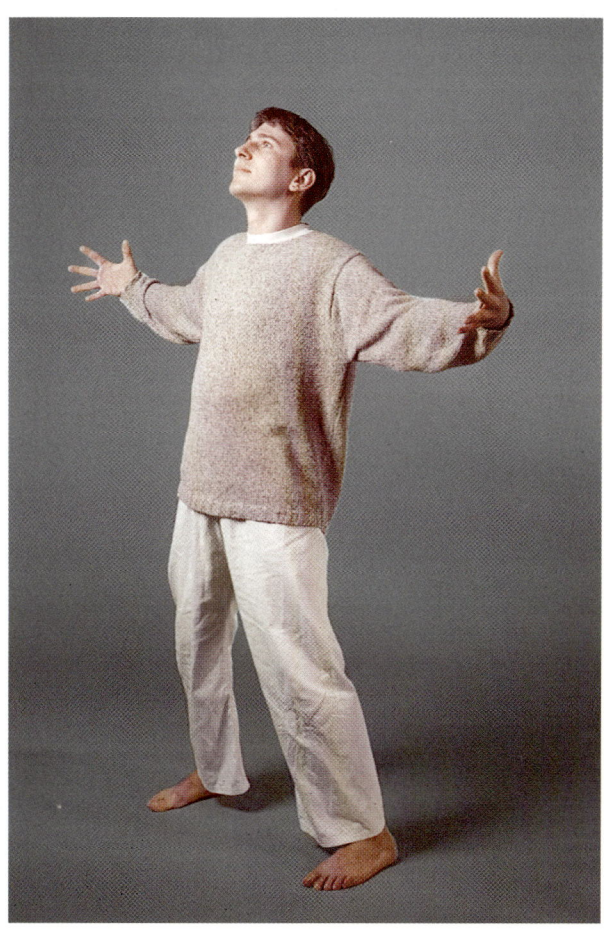

Abbildung 51

Beenden Sie die Übung, indem Sie Ihre Hände zur Brust führen und beide Hände auf die Brustmitte legen. Schließen Sie die Augen, lassen Sie das Kinn leicht zur Brust sinken, und entspannen Sie sich in dieser Haltung (52).

Spüren Sie die Wärme Ihrer Hände, und lassen Sie diese Wärme in Ihre Brust und in Ihr Herz hineinstrahlen. Nehmen Sie sich vollkommen an – so wie Sie sind, mit all Ihren guten und schlechten Seiten.

Versuchen Sie ganz bei sich zu sein, lächeln Sie in sich hinein. Welche Gefühle erzeugt diese Stellung in Ihnen? Bleiben Sie aufmerksam, und beobachten Sie, was passiert. Lassen Sie dann die Hände sinken, und entspannen Sie sich noch kurz im Stehen.

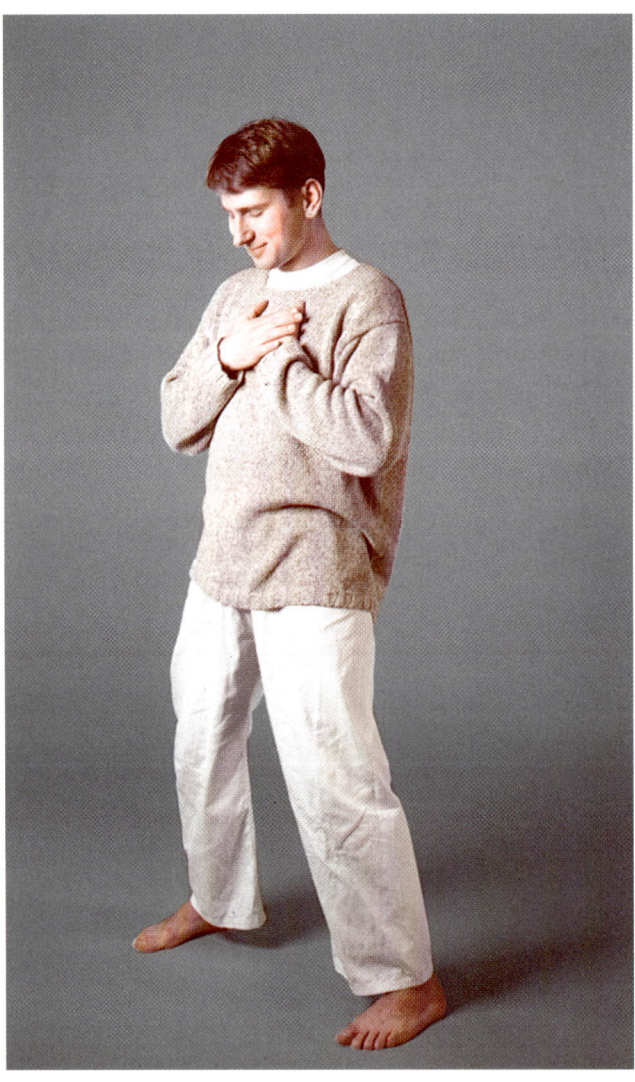

Abbildung 52

Tips für Übungsprogramme

Es ist nicht unbedingt erforderlich, jeden Tag ein Übungsprogramm zu absolvieren. Natürlich können Sie im Alltag immer wieder einmal eine Bioenergetik *easy*-Übung ausführen, um Streß abzubauen, Verspannungen zu lockern oder um wieder besseren Kontakt zum Körper zu bekommen, doch werden Sie mit einem festen Übungsprogramm wesentlich schneller Fortschritte bezüglich Ihres Wohlbefindens und Ihrer Gesundheit machen. Als unteres Limit schlagen wir Ihnen vor, zumindest zwei- bis dreimal in der Woche, am besten morgens, zu üben.

Wenn Sie eine Folge von Übungen ausführen möchten, sollten Sie vor allem jede Übertreibung vermeiden. Wenn Sie sich also ein Übungsprogramm zusammenstellen, so genügt es, anfangs zwei bis drei, später dann vielleicht etwa zehn Übungen auszuführen.

Nehmen Sie sich bei jeder Übung genügend Zeit für das bewußte Spüren, und vermeiden Sie jede Hektik. Wenn Sie gegen irgendeine Übung eine Abneigung empfinden, so sollten Sie die Übung besser nicht ausführen, und es in einigen Wochen nochmals damit probieren.

Achten Sie bitte darauf:

- Für ein allgemeines Programm ist es am besten, möglichst verschiedene Übungen auszuwählen. Führen Sie also beispielsweise nicht nur Beinübungen aus, sondern kombinieren Sie eine Beinübung mit einer Übung für den Oberkörper.
- Beginnen Sie jedes Programm mit einer Lockerungsübung.
- Kombinieren Sie Übungen aus den Bereichen Körperübungen, Atemübungen, Ausdrucksübungen, sexuelle Übungen und Entspannungsübungen, außer wenn Sie ein spezielles Problem angehen wollen.
- Manchmal kann es sinnvoll sein, sich auf einen Bereich zu konzentrieren. Zum Beispiel können Sie ruhig einmal eine halbe Stunde opfern, um ein oder zwei Beckenübungen auszuführen. Gerade dann, wenn Sie das Gefühl haben, mit den Bereichen Entspannung, Atmung oder Sexualität Probleme zu haben, kann es sinnvoll sein, bewußt Entspannungs-, Atem- oder sexuelle Übungen auszuführen.
- Entspannen Sie sich immer wieder zwischen den einzelnen Übungen, und führen Sie auch am Ende eines Programms eine Entspannungsübung durch.
- Vertrauen Sie auf Ihre Intuition. Stellen Sie sich die Übungen so zusammen, wie es Ihrem Bedürfnis entspricht. Entscheiden Sie dabei spontan. Nur Sie selbst wissen, welche Übung für Sie im Moment besonders wichtig ist.

Bioenergetik *easy* im Alltag

Im folgenden werden wir Ihnen zeigen, daß es ganz einfach ist, die bioenergetischen Prinzipien auch im Alltag anzuwenden. Wir hoffen, daß die Übungen dieses Buches viel dazu beitragen können, chronische muskuläre sowie auch psychische Spannungen abzubauen, die Sie vielleicht schon seit Jahren mit sich herumtragen. Ebenso ist es aber auch wichtig, daß Sie das Entstehen neuer Verspannungen vermeiden lernen.

Indem Sie auf neue Lebenssituationen spontan und lebendig reagieren, vermeiden Sie es, Gefühle herunterzuschlucken und Ihren Körper zu verkrampfen. Damit Sie angemessen reagieren können, ist es notwendig, daß Sie zunächst einmal mitbekommen, was in Ihnen geschieht. Mit anderen Worten: Um »Fehler« zu vermeiden, bedürfen Sie in erster Linie der Bewußtheit Ihrer selbst und Achtsamkeit sich selbst gegenüber.

Sich im Alltag spüren

Der Alltag bietet Ihnen ständig die Gelegenheit, sich selbst zu erleben – und daß heißt vor allem, sich zu spüren und wahrzunehmen. Dabei ist es gar nicht so wichtig, ob Sie Ihre Achtsamkeit auf Ihren Körper, Ihre Gefühle, Ihren Atem oder auf Ihre Gedanken legen. Wichtig ist nur, daß Sie damit beginnen, sich selbst zu beobachten, so wie Sie dies in den Übungen dieses Buches auch immer wieder getan haben.

Achtsamkeit und Bewußtheit

Versuchen Sie, sich beim Üben und im Alltag immer wieder einmal auf sich selbst zu konzentrieren. Ob Sie beim Einkaufen sind, ob Sie essen, spazierengehen, radfahren oder bügeln, stellen Sie immer wieder einmal Fragen an sich selbst. Dadurch lernen Sie, sich besser zu spüren, mehr eins mit sich selbst zu sein, ruhiger zu werden und Ihre Bedürfnisse zu erkennen. Einige Beispiele:

»Wie fühle ich mich gerade bei dem, was ich tue?«

»Spüre ich Verspannungen oder Schmerzen im Körper?«

»Kann ich meine Muskeln bewußt entspannen und meine Aufgabe mit weniger Anstrengung ausführen?«

»Lasse ich meinen Atem frei strömen, oder halte ich ihn unnötigerweise an?«

»Welche Gefühle ruft dieser Mensch/diese Situation in mir wach? Werde ich eher aggressiv, ängstlich, unsicher oder zuversichtlich und ruhig?«

»Kann ich meine Gefühle äußern, oder behalte ich sie für mich? Warum muß ich meine Gefühle immer unterdrücken, warum äußere ich sie nicht?«

Es gibt natürlich noch eine große Anzahl anderer Möglichkeiten, sich selbst zu hinterfragen, und sicherlich werden Ihnen noch andere Fragen einfallen.

Die Übung, sich selbst Fragen zu stellen, ist auch deshalb sehr wertvoll, weil Sie es Ihnen ermöglicht, Rollen abzulegen und sich Ihrer selbst besser bewußt zu werden. Nur zu oft entstehen Situationen, in denen wir uns auf etwas einlassen und anschließend merken, daß wir es gar nicht wollten.

Durch erhöhte Achtsamkeit und die Selbstbefragung, ob wir das, wofür wir uns entscheiden, auch wirklich wollen, lassen sich Fehlentwicklungen vermeiden. Das heißt, unser Leben wird wesentlich befriedigender, indem wir es selbst bestimmen.

> Wenn Sie Ihren Körper, Ihre Gefühle und Gedanken im Alltag beobachten, entwickeln Sie Bewußtheit sowie Achtsamkeit und gewinnen mehr Selbsterkenntnis.

Haltung bewahren

Ein weiterer Punkt, der sowohl für Ihren körperlichen als auch für Ihren psychischen Zustand wesentlich ist, ist Ihre Haltung. Achten Sie immer wieder einmal auf Ihre Körperhaltung. Kontrollieren Sie Ihre Körperhaltung besonders im Stehen und Sitzen, orientieren Sie sich dazu an den Übungen »Die Grundstellung« (8) , »Schneidersitz« (30) oder »Fersensitz« (13).

Wenn Sie Ihre Körperhaltung kontrollieren, so fragen Sie sich dabei stets, ob Ihre Wirbelsäule aufrecht ist, ob das Kinn leicht zur Brust gezogen und der Nacken dadurch sanft gedehnt ist, ob die Schultern gelöst und das Gesicht entspannt ist. Achten Sie auf die freie Atembewegung und auf den Kontakt zum Boden.

> Achten Sie tagsüber regelmäßig auf Ihre Körperhaltung, und korrigieren Sie sie, wenn nötig.

Aufwachen und Einschlafen

Der Beginn und das Ende des Tages sind zwei zentrale Punkte innerhalb des täglichen Lebens. Es ist ganz entscheidend, den Tag bewußt zu beginnen und ihn ebenso bewußt zu beenden.

Wenn Sie morgens aufwachen, so haben Sie die Wahl: Entweder richten Sie sich auf die Lebensfreude aus, denken an die Chance, die jeder neue Tag für Sie in bezug auf die Verwirklichung Ihrer Träume bedeuten kann, strecken und dehnen sich genüßlich, spüren Ihren Körper, der sich gerade nach dem Schlafen noch ganz warm und wohlig anfühlt, und stehen dann bewußt und mit neuen Kräften auf. Oder Sie schleppen sich lustlos aus dem Bett und konzentrieren sich auf die vielen unangenehmen Dinge, die heute wieder erledigt werden müssen.

Dem Tag ist es gleichgültig, was Sie daraus machen. Falls es Ihnen nicht gleichgültig ist, so sollten Sie Ihre Entscheidung am Morgen sehr bewußt treffen, da sie sich naturgemäß auf den ganzen Rest des Tages auswirken wird. Ist ein Tag erst schlecht begonnen worden, so wird es ziemlich schwierig, »das Steuer noch herumzureißen«.

Ebenso bewußt, wie Sie einen Tag beginnen können, liegt es bei Ihnen, ihn auch bewußt zu beenden. Bevor Sie einschlafen, sollten Sie sich die wichtigsten Situationen des vergangenen Tages noch einmal kurz vor Augen führen wie einen kleinen Film.

Denken Sie für eine kleine Zeitspanne darüber nach, wie Sie sich gefühlt haben, was Sie gedacht haben, ob Sie etwas verletzt, beängstigt oder auch gefreut oder begeistert hat. Das alles soll ohne Anstrengung, ohne Zwang, und vor allem ohne Grübeln oder den Hang zum Analysieren geschehen. »Legen« Sie den Tag bewußt ab. Sie können jetzt nicht mehr tun, als sich zu entspannen und loszulassen und sich auf die Träume oder auf den morgigen Tag zu freuen.

> Beginnen und beenden Sie den Tag positiv und bewußt.

Streß abbauen

Ein zentrales Anliegen von Bioenergetik *easy* ist es, Streß abzubauen. Durch die Übungen befreien Sie sich von Blockaden, die die Folge von Streß sind, und so können Sie sich wieder besser entspannen. Allerdings gilt es auch im Alltag, vor dem Streß auf der Hut zu sein. Streß ist leider ziemlich »in«, und manch einer ist insgeheim geradezu stolz darauf, daß er »heute wieder einmal so richtig gestreßt« war.

Dennoch bildet Streß eine große Gefahr für Leib und Seele, das sollten Sie nie vergessen. Außerdem ist es wirklich sehr viel angenehmer, ohne Hektik, Ärger oder Verkrampfung zu leben – also ohne Streß; genaugenommen müßte man sagen: ohne »Distreß«, das ist die negative Form von Streß, die beispielsweise durch Angst vor dem Chef, Panik, den Zug zu verpassen, oder Streit mit dem Partner entsteht.

Auch hierbei wird Ihnen eine gut entwickelte Achtsamkeit wieder wichtige Signale dafür geben, wo der Streß für Sie beginnt. Durch einige Lockerungsübungen (siehe Übungsteil) oder tiefes Atmen läßt sich schon manch unnötige Aufregung vermeiden.

Wenn Sie aber doch einmal gestreßt sein sollten, so schreien Sie sich im Auto doch einmal so richtig die Wut aus dem Leib. Oder fahren Sie in den nächsten Wald, und laufen Sie, bis Ihnen die Puste ausgeht, oder tanzen und toben oder machen Sie irgend etwas anderes – Hauptsache, Sie können Ihre Wut dabei richtig herauslassen.

Wenn es die Situation einmal nicht erlaubt, kann es sein, daß Sie noch ein bißchen warten müssen, bis Sie Ihren Streß abreagieren können. Das ist zwar nicht ganz so günstig, aber andererseits ist es immer noch besser, den Streß dann beispielsweise abends aufzulösen, als ihn mit ins Bett und in den Schlaf zu nehmen.

Natürlich wird ein regelmäßiges Bioenergetik *easy*-Programm Ihnen auch dabei helfen, Streß abzubauen und wieder gründlich abzuschalten.

> Achten Sie auf Streß im Alltag. Versuchen Sie, Streß möglichst unmittelbar über den Körper oder die Stimme abzubauen.

»Sinnlich« leben

Der letzte Tip, den wir Ihnen für den Alltag geben möchten, ist der, daß Sie versuchen sollten, sinnlich zu leben. Leider wird eine harmonische Entwicklung unserer Sinne in unserer heutigen Zeit nicht gerade gefördert, sitzen wir doch stundenlang vor dem Computer und abends noch vor dem Fernseher.

In der Bioenergetik geht es darum, daß wir unseren Körper wieder entdecken, daß wir unseren Atem befreien und unsere Sexualität genießen. All das wird wesentlich einfacher, wenn wir lernen, unsere Sinne zu öffnen.

Gehen Sie möglichst oft hinaus in die Natur. Achten Sie auf die Farben, auf den Himmel, die Bäume. Entdecken Sie Ihren Geruchssinn neu. Es gibt so viel zu riechen und zu schmecken. Leben Sie intensiv. Sperren Sie sich nicht ein, sondern öffnen Sie sich für die Reize, die die Welt zu bieten hat.

Der Geruch Ihres Partners, das Geräusch des Regens, die Klänge der Musik, die Wärme des eigenen oder eines fremden Körpers – all das ist im Grunde unheimlich aufregend und befriedigend und wartet nur darauf, von Ihnen entdeckt zu werden.

Benützen Sie den Alltag dazu, um Ihre Sinne zu entwickeln. Entdecken Sie das Sehen, Hören, Tasten, Schmecken und Riechen neu, und erleben Sie, wie das Öffnen der Sinne Sie immer lebendiger macht.

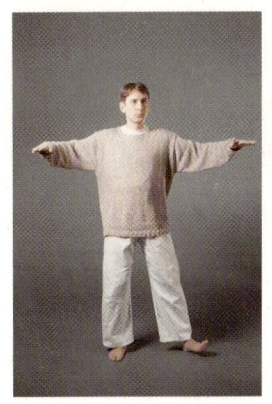

3

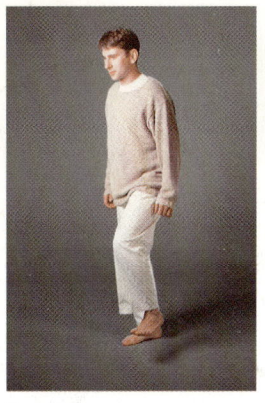

7

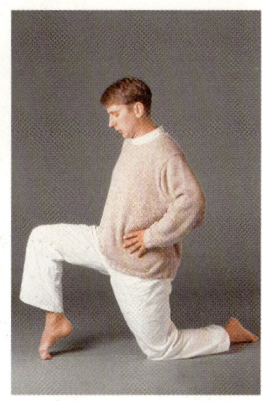

10

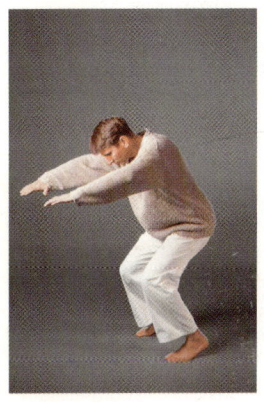

12

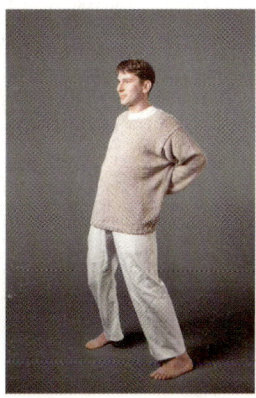

17

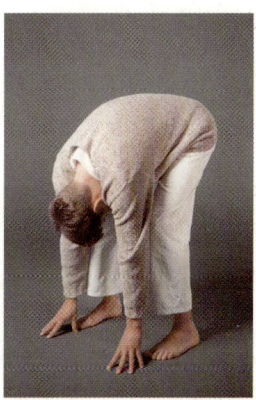

18

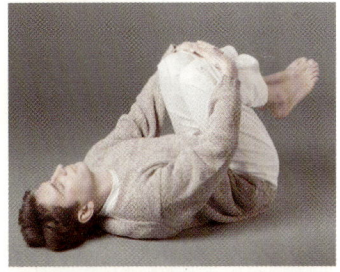

26

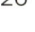

33

36

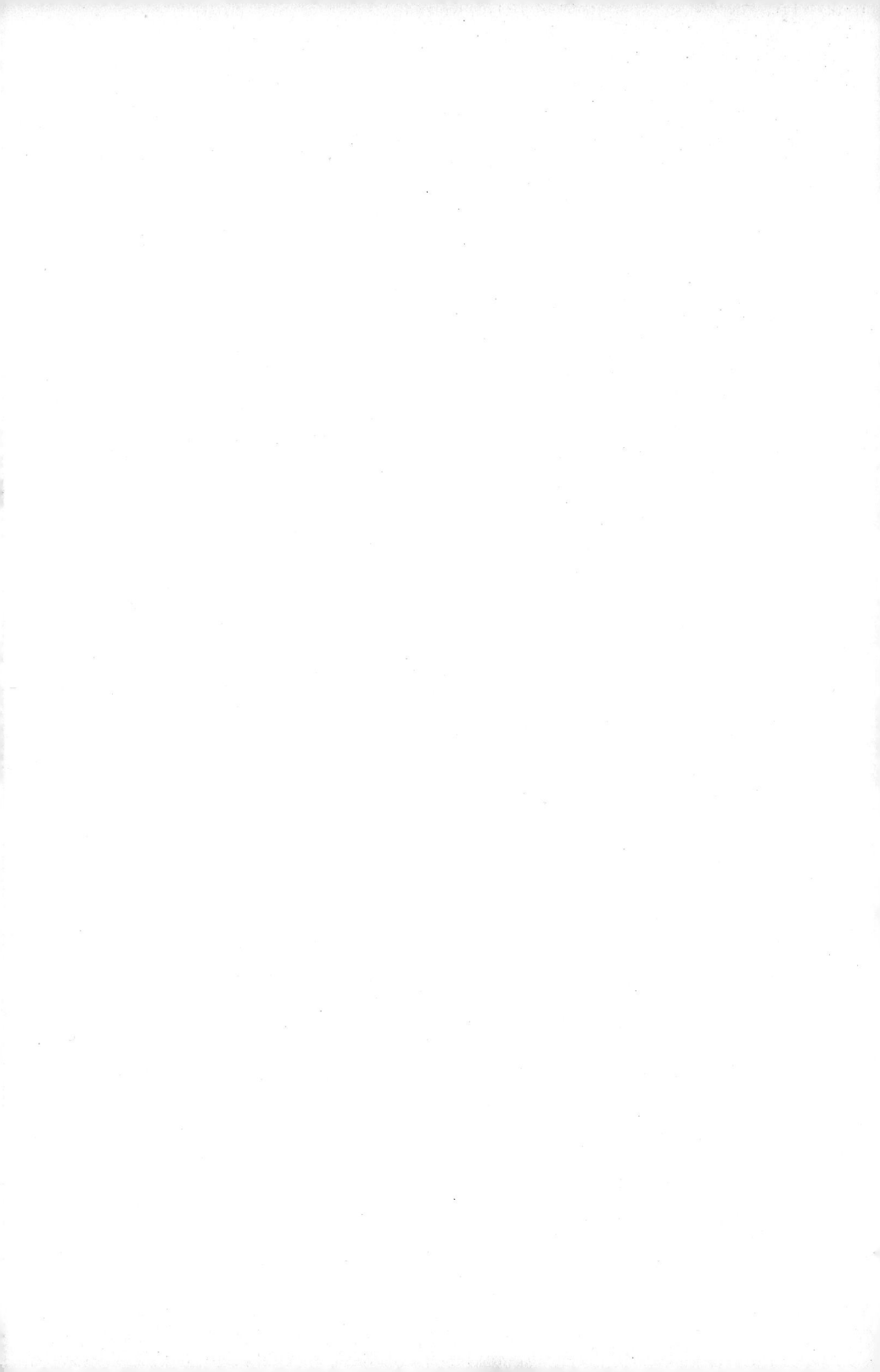

Bioenergetik *easy* – Überblick*

- ■ Üben Sie bewußt!
  Beobachten Sie sich beim Üben genau. Werden Sie sich Ihres Körpers, Ihres Atems und Ihrer Gefühle bewußt, und vermeiden Sie mechanisches Üben.
- ■ Übertreiben Sie nicht!
  Tun Sie nicht zuviel des Guten. Üben Sie mäßig, aber regelmäßig.
- ■ Üben Sie ungestört!
  Sorgen Sie dafür, daß Sie beim Üben auch wirklich alleine bleiben. Gerade die emotionalen Übungen sind recht intim, und Sie sollten keine Angst haben müssen, daß jemand hereinkommt.
- ■ Haben Sie keine Angst vor Gefühlen!
  Lassen Sie Gefühle, die an die Oberfläche wollen, zu. Akzeptieren Sie sich, und bleiben Sie dabei wach und aufmerksam.
- ■ Lassen Sie den Atem frei strömen!
  Halten Sie den Atem nicht an, und forcieren Sie ihn auch nicht.
- ■ Üben Sie nicht mit vollem Magen!
  Lassen Sie nach einer Mahlzeit mindestens zwei Stunden vergehen, bevor Sie mit den Übungen beginnen.
- ■ Gehen Sie vorsichtig mit sich um!
  Übertreiben Sie bei Dehnungen und anstrengenden Haltungen nicht, und überschreiten Sie keinesfalls Ihre Schmerzgrenze.
- ■ Vergessen Sie nicht: Bioenergetik *easy* soll Spaß machen!

Das Bioenergetik *easy*-Programm

Die folgenden Übungen finden Sie im Übungsteil genau beschrieben. Üben Sie diese kurze Übungsreihe regelmäßig – schon bald werden sich erste Erfolge einstellen. Die beste Übungszeit ist wohl der Morgen, also gleich nach dem Aufstehen.

Dieses Programm ist nur ein Vorschlag. Zögern Sie nicht, andere Übungen mit aufzunehmen oder Übungen auszutauschen, wenn Sie die eine oder andere Übung bevorzugen.

Armschwingen, Seite 23		[Abb. 3]
Indianertanz, Seite 27		[Abb. 7]
Fußdehnung, Seite 31		[Abb. 10]
Hocke, Seite 33		[Abb. 12]
Bogen, Seite 41		[Abb. 17]
Beugeübung, Seite 42		[Abb. 18]
Knie umarmen, Seite 55		[Abb. 26]
Atemwelle, Seite 64		[Abb. 33]
Beckenkreisen stehend, Seite 67		[Abb. 36]

* zum Ausklappen oder zum Heraustrennen!

**Weitere Titel aus dem humboldt-Programm zum Thema
Gesundheit & Medizin**

Allgemein

Homöopathie – Naturmedizin für jedermann	ht 553
Akupressur. Schmerzfrei ohne Tabletten	ht 700
Ratgeber Empfängnisverhütung	ht 708
Fußreflexzonenmassage	ht 711
Die Heilkraft der Hände. Massage bei Beschwerden	ht 712
Laborwerte im Klartext	ht 789
Gesund durch die heilenden Kräfte der Natur	ht 944
Stay young! Fitneß für Körper, Geist und Seele	ht 945

Besondere Themen

Rückenschmerzen	ht 339
Rheuma	ht 364
Aktiv gegen Cellulite	ht 640
Gesundheitsratgeber Cholesterin	ht 671
Neurodermitis – Wege zur Linderung	ht 693
Allergien ganzheitlich behandeln	ht 717
Aktiv gegen Osteoporose	ht 724
Asthma und chronische Bronchitis	ht 738
Diagnose: Alzheimer. Ein Ratgeber für Patienten und Angehörige	ht 739
Schuppenflechte. Ein Patientenratgeber	ht 740
Natürlich schöne Haut	ht 764
Dem Schnupfen was husten	ht 796
Pilzinfektionen vorbeugen und heilen	ht 799

Entspannung

Yoga easy	ht 955
T'ai chi easy	ht 956
Qi Gong easy	ht 957
Shiatsu easy	ht 961
Feldenkrais easy	ht 962
Wyda easy	ht 963

Ernährung

Diät für Diabetiker	ht 257
300 alkoholfreie Mixgetränke	ht 396
Heilfasten – gesund + schlank	ht 407
Diabetiker-Backbuch	ht 570
Schach dem Schmerz! Mit richtiger Ernährung gegen chronische Schmerzen	ht 709
Was ist heute noch gesund?	ht 725
Vitamine & Mineralstoffe	ht 762
Zucker & Konsorten	ht 797
Ernährung sportiv	ht 950

Eltern & Kind

Gummimännchen und Schlangenkönigin. Haltungsgymnastik für Kinder	ht 741
Allergien bei Kindern vorbeugen	ht 790
Sonnentau und Augentrost. Kinder heilen mit Homöopathie	ht 791

Literatur

Dürckheim, Karlfried Graf: Hara – Die Erdmitte des Menschen. Scherz,
   München
Dürckheim, Karlfried Graf: Übung des Leibes. Lurz, München
Hoffmann, Richard/Gudat, Ulrich: Bioenergetik. Gräfe und Unzer,
   München
Kelemann, Stanley: Dein Körper formt dein Selbst. Kösel, München
Koll, Rolf D.: Grundkurs Bioenergetik. Goldmann, München
Lowen, Alexander: Bioenergetik. Rowohlt, Reinbek b. Hamburg
Lowen, Alexander: Der Verrat am Körper. Scherz, München
Lowen, Alexander und Leslie: Bioenergetik für jeden. Peter Kirchheim,
   München
Schwarz, A.A., Schweppe, R.P.: Entspannung und Persönlichkeit. Mosaik,
   München
Schwarz, A.A., Schweppe, R.P.: Reflexzonenmassage für Gesundheit und
   Wohlbefinden. Aurum, Braunschweig
Schwarz, A.A., Schweppe, R.P.: Die Ganzheitliche Rückenschule. Aurum,
   Braunschweig